Modified Grounded Theory Approach

ライブ講義 M-GTA

実践的質的研究法
修正版
グラウンデッド・セオリー・アプローチ
のすべて

木下康仁
著

弘文堂

ライブ講義 M-GTA

実践的質的研究法
修正版グラウンデッド・セオリー・アプローチ
のすべて

【……………………目次……………………】

第2部

分析例:
高齢夫婦世帯における夫による妻の介護プロセスの研究

はじめに　－an open mind, but not an empty head－

この本は修正版グラウンデッド・セオリー・アプローチ、M-GTA[1]（Modified Grounded Theory Approach）に絞って、分析の手順と技法、そして、考え方を分析例を交えて講義スタイルで説明するものです。M-GTAは、グレーザーとストラウスによって1960年代に考案されたグラウンデッド・セオリー・アプローチ（Glaser and Strauss, 1967＝1996）の検討から、その可能性を実践しやすいように改良された質的研究法で、前著『グラウンデッド・セオリー・アプローチの実践――質的研究への誘い』（木下、2003）において初めてまとまった形で提示されました。その前にグラウンデッド・セオリー・アプローチについての理論的な検討を行っており（木下、1999）、また、その後に社会福祉・ソーシャルワーク、介護、看護、作業療法、臨床心理、学校保健などのヒューマン・サービス領域においてM-GTAを用いた研究を行った研究者の実際の経験をまとめました（木下、2005）。本書はそれに続くものとなります。

M-GTAはいろいろと課題を残していたにもかかわらず、多くの領域のたくさんの方々から関心をもたれるようになりました。とくに大学院で修士論文や博士論文に取り組む

1　グラウンデッド・セオリー・アプローチの修正版であることをわかりやすく示すため前著では「修正版M-GTA」と表記しましたが、現在ではM-GTAで理解されるようになりましたので単に「M-GTA」と表記します。

院生、実務専門職を養成する教育機関の教員、専門的研究者、さらには実務従事者などによって学習され、研究に用いられてきました。予想をはるかに超えた反響があったものの、その一方では、本を頼りにやってみたけれどもこれでよいのかどうかわからないといった声にも少なからず接することになりました。そして、研究方法として理解しやすく活用しやすいように改善する必要性を痛感するようになりました。

学会やその関連の機会や研究会などでM-GTAについて話したり、分野の異なる大学院での集中的な講義や分析ワークシートを用いた分析練習を重ねる中で、改善すべき点が確認でき、そのたびにメモが残っていきました。研究法として検討がまだ不十分な点、説明が分かりにくい点、学習者側からみて理解しにくい点、そして、誤解されやすい点などが分かってきて、検討や工夫を続け、その成果を取り入れて説明してきたのですが、全体としてまとまってきたので本書の形で読者に提示することとしました。この種の作業には完成はないのですが、M-GTAの説明としてはこれでだいじょうぶではないかと考えています。

前著（木下、2003）の段階ではわからなかったことですが、例えば、M-GTAの独自的部分でありデータの意味の解釈を適切に行うために不可欠である、【研究する人間】による「深い解釈」はあまり理解されていないようですし、独自に導入した分析ワークシートを使った分析方法もわかりやすさの反面、上滑りの作業になりやすいことがわかりました。ワークシートは頭の外にデータを置けるツールなので解釈を深めるために考案したのですが、思考と記憶の負担軽減にもなるため十分な意味の検討をしないままに簡単に概念生成を進め、たくさんのワークシートを作ってしまうといった傾向がみられます。深い解釈を促進するためのツールが浅い解釈を引き起こしてしまい、結果として似て非なる作業になる危険があります。本書ではM-GTAの根幹にかかわるこうした点について重点的に説明してあります。

意外だったのは大学院の集中講義のレポートの中に、研究についての自分の考え方を見直す機会になったとか、大学院入学時に自分が考えていたことを入ってからの勉強のなかで忘れかけていたことに気がついたといった感想が少なくないことでした。M-GTAについての講義だからむろんそれについての意見や疑問が記述の中心ですが、それに加えて、研究の在り方自体についても考えさせるきっかけになっていることは、意外と言えば意外でしたが、むしろこちらの方が本質的なことであり、M-GTAの可能性の確認になりました。

ところで、この本はタイトルにも示してあるように講義調で書かれています。第１部は実際の大学院の集中講義の記録をベースにして、その後に何回かにわたってほかの講義記録からかなりの追加記述をしてあります。項目ごとに分けスライドを冒頭に入れて、説明内容の概要が簡単に確認しやすくなっています。復習にも効果的に利用できます。第1部の全部を一度の講義で説明しきることは実際には無理ですし、データ分析の実習をしてもごくさわりの部分で時間切れとなってしまいます。つまり、半期分を3日か4日で集中的にしてもようやく入り口という感じなのです。決して簡単に、短時間に学習できるものではないことを強調しておかなくてはなりません。本を読んですぐできるわけではないし、本だけで理解するのが大変なのも事実です。長丁場で学習計画をたてる必要があります。その上さらに分析となると、イメージでいえば、データとの格闘です。その大変さと醍醐味は、対話というよりも格闘の方がぴったりきます。第2部の分析例は書き下ろしですが、参考になるでしょう。

講義調のスタイルは今回初めて採用したのですが、次の意図があります。書籍ですと論理的にスリムでコンパクトな構成と内容が求められますが、講義では話の流れに応じて重要な点、関連する点は繰り返して説明できます。この本ではその柔軟なスタイルをとりいれました。この種の本の場合には内容の的確な理解がもっとも重要ですので、関連するところでは説明を意図的に繰り返しています。一度読んだだけでは理解しにくい箇所などは何度か説明されることで自然に理解しやすくなります。つまり、講義で許容されているスタイルを書籍で試してみたということで、研究方法などの場合には効果的ではないかと考えています。読んでいて重複が気になるようであればその部分は理解ができているかどうかを確認してください。そして十分理解できていれば、視点を学習者から説明者に切り替えて、他の人に自分が説明するとしたらどうするかを考えてみてください。そうすると自分なりに工夫したいところが具体的に浮かんできたりするものです。M-GTAは手順と技法の形式だけで成り立っているのではなく、基礎におく考え方によって形式が整えられているので、独自の考えに基づき工夫を施して自分の目的に適したものにしていくのは何の問題もありません。

最後に冒頭に挙げたan open mind, but not an empty headについて少し述べさせてもらいます。訳すまでもないですが「開かれた心で、空っぽの頭ではなく」となりましょうか。もうずいぶん昔のことで記憶が定かではないのですが、私が博士論文のためのフィールドワークに出かける頃に出会った表現で、何かで読んだのか人から聞いたのかも思い出せませんが、どのような調査をするにせよとても大事な点を指摘しています。調査のために十分な準備をし自分の問題意識を明確にしておくが、実際に調査に入ったり分析をする時には視野を狭くするのではなく、また断定的な見方はせずに、自分が出会う現実やそれを反映したデータに対して開かれた心で臨むという姿勢です。とりわけ質的研究に関しては強調されるべきで、open mindで臨むためにはしっかりとした準備で頭の中を詰めておく必要があるわけで、empty headではダメですよというメッセージです。open mindのためにはempty headである必要があるなどと取り違えないよう注意してください。

M-GTAについて検討を重ねてきて、いま、この表現がとてもしっくりと感じられます。本書を読まれたあと、もう一度この表現を思い起こしてください。

第 1 部

M-GTAの分析技法

1-1 GTAのタイプ別特性

GTAのタイプ別特性

オリジナル版：1960年代にGlaser & Straussによって考案された質的研究法（**Discovery of Grounded Theory**, 1967）

Strauss・Corbin版：1990年出版の共著 **Basics of Qualitative Research:Grounded Theory Procedures and Technique**、および**Qualitative Analysis for Social Scientists**（1987、Strauss著）で提案

Glaser版：上記に対してGlaserが1992年に対抗出版した**Basics of Grounded Theory Analysis:Emergence vs. Forcing**、および**Theoretical Sensitivity**（1978）、他で提案

M-GTA：オリジナル版で示された基本特性（**理論生成への志向性、grounded-on-dataの原則、経験的実証性、応用が検証の立場**、等）を継承し、**深い解釈**を可能とする独自の分析方法を提示したもの（**『グランデッド・セオリー・アプローチ：質的実証研究の再生』**、1999、及び、**『グラウンデッド・セオリー・アプローチの実践：質的研究への誘い』**、2003）等で提唱

本書は修正版グラウンデッド・セオリー・アプローチ（M-GTA）を説明するものですが、グラウンデッド・セオリー・アプローチは現在、４つのタイプに分けて理解することができます。基本的な点についてはすでに論じてありますので（木下、1999、2003、2006）、ここではその後にわかったことを含め概略だけの説明にとどめます。もっとも、これから学習を始める読者は、GTAの名称を共有しているのになぜそんなにタイプが分かれるのか、相互の違いはどの程度なのか、全てのタイプを学習しなくてはならないのか等々、疑問を感じるでしょうし、質的研究法はGTAだけ

ではなく他にも学ばなくてはならない方法がいくつもあるのにわずらわしいと思われるかもしれません。もっともな反応です。ですが、GTAについて学ぶことは単にタイプ別の理解だけでなく、質的研究法、さらには数量的研究法も含めた研究法一般についての理解につながります。質的研究法についての戦略的学習ができると言ってもよいでしょう。どういうことかと言うと、GTAが1960年代に提唱されそれ以降現在に至るまでこの研究法が多領域で大きな関心を喚起してきたのにはそれ相応の理由があるわけで、簡単にいえば質的研究法を理解するうえで考えなくてはならない主要な問題がGTAの学習には組み込まれています。1960年代におけるGTAの位置と当時の限界も理解しなくてはならないですし、同時に、それと近年の質的研究への関心の高まりとの関係もおさえておく必要があります。GTAが分化してきただけでなく、それを取り巻く関心状況も大きく変化してきたからです。

M-GTAは当初提案されたGTAの革新的可能性を今日的状況を踏まえて確認し、合わせて実施しやすいように分析技法面の課題の克服と、質的研究法の中で独自の認識論の獲得という検討作業の結果まとまったものですので、広い裾野から説き起こしています。ですので、他のGTAとの比較にとどまらず、質的研究についての自分自身の立場設定をしやすくなります。私のこれまでの著作類や本書を読まれると、この点は了解されると考えています。

というのは、数量的研究法は統計学を基礎において成立しているので基本的に誰が説明しても同じになるのに対して、質的研究法は多様性が特徴であり一括りで語ることは困難です。その人間自身の研究観や認識論（事実とは何であるかなど、ものごとの見方）と切り離すことはできないので、誰が、どの立場で説明するかによって異なってきます。これは質的研究法の柔軟さを活かすことに通ずる、重要な特性です。だから、手順や技法だけを解説すれば事足れりとはならないし、学習する側も同じで、技術的な部分の理解だけでは実際に使えません。やってみるとわかりますが、基盤を学習しておかないと自分の解釈でよいのかどうか判断ができなくなったり、自分の分析結果について査読や審査の際に質問されたり疑問を呈されたときに適切に応答できなくなる危険があります。質的研究における分析とは意味の解釈であり、選択的判断を関連付けながら積み重ねる作業です。正誤判断の問題ではないので、要は自分の判断をリアリティ感があるものとして、つまり、自分自身が納得いくものとして下すことができ、同時に、そのプロセスと内容を説明可能な形にしていくことが求められます。

さて、タイプ別にGTAの特性をまとめておきましょう。言うまでもなく、基本となるのはグレーザーとストラウスによって1960年代に考案、提唱されたオリジナル版です。近年、グレーザーは「classical（古典）版」と呼んでいます。『データ対話型理論の発見』（Glaser & Strauss、1967＝

1998）が基礎本ですが、この本は当時の社会学における研究動向を批判し、データを重視した分析から理論生成を促す新しい社会学調査のあり方を提起したものです。その意味では、基本的には社会学論という性格付けになります。オリジナル版はコロンビア大学で数量的研究法の訓練を受けたグレーザーとフィールド調査の伝統で知られるシカゴ大学で学んだストラウスという、対照的な訓練背景をもつ2人の協働により生み出されたものと説明されています。その主張は十分納得のいくものですが、実際のデータ収集と分析、とくにコーディング方法に関しては明確に示されていないという課題がありました。

そうしたこともあって、彼らは後に、それぞれ単著の形で分析方法を説明する著作を刊行します。グレーザーは『Theoretical Sensitivity（理論的センシティビティ）』（1978）を、ストラウスは『Qualitative Analysis for Social Scientists（社会科学者のための質的分析）』（1987）という比較的大きい本を出した。グレーザーは1970年代初めにカリフォルニア大学（サンフランシスコ校）を退職しているので、彼のこの本はその後に刊行されたことになります。ここまでであれば、オリジナル版を補完する作業として位置づけることができます。

ところが、1990年代初めに刊行されたストラウスとコービンの著作（Strauss & Corbin、1990＝1999）に対してグレーザーが抗議し両者は対立するという事態になります。グレーザーは対抗本（1992）を出版し、これ以降、GTAについての独自の教育セミナー活動を展開し始めます。90年代初めのこの対立は深刻なもので、したがって、これ以降、ストラウス・コービン版とグレーザー版とに分裂します。

グレーザーはストラウスとコービンの著作を全面否定しGTAではないとまで述べているのですが、両者の決定的な対立点が何であったのかは実はわかりにくいのです。GTAに特有の方法上の概念は共有しつつも、ストラウスとコービンは初学者でも実践しやすいようにとの配慮から、例えば条件マトリックスなるもの（Strauss and Corbin、1990＝1999、pp.166-183）を提案し手順を非常に具体的あるいは模式的に示そうとしたのに対して、グレーザーはデータに対する忠実な姿勢と研究方法としての体系性を重視し、それへの信頼を強調している。しかし、研究方法としての確立に関心をもつグレーザーと、解釈自体を重視するストラウスの当初からの２人の関心の違いそれ自体が対立の原因とは考えられず、また、データのコーディング方法に関して決定的と言える程の違いもみられない。なぜなら、グレーザー自身もコーディング方法についてはかなり細かく説明していて、主要なルールと、分析結果を行動の類型化でまとめるための分析枠組み的な形式を提案している（Glaser, 1978, 特にchap.4）。そして、彼の挙げた主要なルールはほとんどそのままの形で、ストラウスが引用している（Strauss, 1987, chap.1の後半）。

グレーザーがなぜ過激とも思える反応をしたのかはこのようにわかりにくいのですが、私は次のようにみています。コービンが執筆しストラウスがその内容を確認したとされる（コービン、2003)、問題の著作においてはオリジナル版からのグレーザーの貢献部分が、共同考案者でもなかったコービンによって言わば彼女の立場から書かれたことに対するグレーザーの異議の表明にあったとみるのが妥当です（Glaser、1992、特にchap.17)。グレーザーにすれば、いくら自分への献辞が形式的に載せられていたとしても、GTAの社会学的出自が抹消され、ストラウスとコービンの著作においてそれ自体が最初から提案される形で説明されることは受け入れがたかったのであり、結果、なぜデータに密着した分析が必要であるのかの根幹があいまいになることへの批判があったと考えられます。オリジナル版の背景にあった社会学研究に対する批判的視点の確認こそが研究方法としてのGTAの独自性の確立を担保するという判断があったためでしょう。グレーザーの対抗本は感情的な記述が多く、彼自身はここで述べたようには説明していないのですが、両者の対立を私なりに解釈するとこのように考えられます（木下、2006)。

ストラウスは看護領域を中心にその仕事は日本でも紹介されていますが、グレーザーに関しては早くに大学を辞し、その後も研究者としての沈黙の時期が続いたこともあり、日本では私がGTAについて論じるまで彼の立場はほとんど紹介されてこなかった（木下、1990、1999）。2人の共著による研究成果は邦訳もされているが（例えば、Glaser & Strauss，1965＝1988，Strauss et. al., 1984＝1987[1]）、当然といえば当然であるがグレーザー個人の貢献部分はわかりにくく、リーダーであるストラウスが注目されてきた。この“構造”はオリジナル版についても同様で、対照的な研究方法を学んだ2人のどのような協働によりGTAが考案されたのかがみえにくかったのです。そして、皮肉なことですが、この部分が理解しやすくなったのは90年代初めの対立によってなのです。なぜなら、グレーザー自身が語り始めたからです。

オリジナル版に関しては、現時点でおおよそ次のように言ってよいでしょう。この研究方法のかなりの部分はグレーザーによって考案、記述、そして体系化されたようです。データに密着した分析から理論を生成する研究方法の開発に対してはグレーザーの関心が強かった。いくつか根拠を挙げますと、第１に、共著型の多作で知られるストラウスの分担スタイルは、草稿作業をした者が第一執筆者になり彼自身が主に執筆した場合は彼が第一執筆者になるというのが慣例であった（コービン、2003）ということなので、『データ対話型理論の発見』（Glaser & Strauss、1967＝1998）も『死のアウェアネス理論と看護』（Glaser and Strauss，1965＝1988）もグレーザーの役割が大きかったと

1　ちなみに、1975年の初版ではGlaser and Straussとなっていた。

言えます。第２に、1987年のストラウスの単著『Qualitative Analysis for Social Scientists（社会科学者のための質的分析）』で、GTAの基本的な考え方、先に述べたコーディングのルールについてはグレーザーの1978年の著作『Theoretical Sensitivity（理論的センシティビティ）』からの実質的引用であるとストラウス自身が述べている（Strauss, 1987, p.xiv）。さらに亡くなる２年ほど前にストラウスはあるインタビューで、オリジナル版GTAはそれまで自分が行ってきたフィールドワークの方法であったが彼は研究方法としてとくに意識してもおらず、したがってどう呼ぶか名前をつけていなかったのだが、研究方法に関心のあったグレーザーが形を与えたというエピソードを語っている（Legewie, Heiner and Barbara Schervier-Legewie, 2004）。ただ、ストラウスはそれ以上具体的な説明はしていません。

オリジナル版における２人の協働実態を理解することはこの研究法を歴史的に位置づけるだけでなく、私たちがそこから何を継承すべきかという問題と密接に関わってきます。GTAが分裂し、ストラウスがすでに亡くなっているので、そしてまた他方では、質的研究に関する近年の関心の高まりの中でGTAについてもさまざまに論じられるようになっているので、この点は重要性を増してきています。この関連で私がとくに関心があるのは、GTAに特徴的技法とされているデータの切片化に関してです。なぜなら、これは単に技法ではなく研究方法論、さらには認識論を水面下にもっているからです。その意味でGTAについて論ずる上で戦略的にして象徴的な点なのです。ご承知のようにオリジナル版、ストラウス・コービン版、そしてグレーザー版は共に切片化の技法を採用していますが、M-GTAは採用しません。その理由はこの後、詳しく説明します。

ところで、ストラウス・コービン版に関しては若干説明が必要になっています。ストラウスの1987年の著作に対してはグレーザーはとくに反応した形跡はありません。ここまではオリジナル版の枠組みに納まっていたと解釈できます。しかしその後、1990年に問題となるコービンとの共著が出されるのですが、1987年のストラウスの単著とこの共著とを読み比べると明らかに違いが感じられます。共著の方は研究についての基本的な考え方が荒っぽいというか、不安定です。少なくともオリジナル版以降の緻密な議論が寸断され、異質な要素が混入されたとみるのが自然です。ストラウスが第一執筆者でありながらこうした内容となっているのは何故なのか、当初から私にも疑問でした。コービンの役割が反映したものではないかと推察されてはいたのですが、その確認を彼女自身がしていることがわかりました。先にみたように草稿作業をした者が第一執筆者になりストラウス自身が執筆した場合は彼が第一執筆者になるというのが慣例だったということですが、ストラウスとコービンの1990年の著作は例外であると彼女がインタビューで語っています（コービン、2003)。つまり、この本の場合には、コービンが草稿を書きストラウスが内容確認したが、ストラウスが第一執筆者になったということです。なお、この本はストラウス死去後の1998年にコービンによる改訂版が出されています（Strauss and Corbin、1998＝2004）。

このインタビューでコービンはもう１つ重要な、しかし、それ自体としては極めて自然なことでもある点について述べています（コービン、2003）。それは1996年にストラウスが死去した後、カリフォルニア大学（サンフランシスコ校、University of California、San Francisco、UCSF）においてすら彼が指導してきた方法でグラウンデッド・セオリー・アプローチを教える教員はいなくなり、彼の訓練を受けた看護学研究者たちは同大学内外で独自の判断に基づき教育、実践する状況になっているという指摘です。グラウンデッド・セオリー・アプローチに内在するプロセス的特性からすればこれは自然なことで、この研究法を活用する人は独自の修正や工夫を加えつつ目的によりフィットする方法にしていけばよいのです。教条的学習はそもそも質的データの解釈にはそぐわないのですが、教育者と学習者はともに認識論的立場を含め自身の拠って立つ基盤を選択、明示しなくてはならない状況に変わってきているのであり、こうした変化も極めて健全なことと言えます。

では、グレーザー版の現状はどうなっているのでしょうか。彼は1970年代前半にカリフォルニア大学（UCSF）を退職しているが、その後大学に勤務することはなく現在に至っているようである。ただ、長い沈黙の後1990年代初めの対立状況を受けて、グラウンデッド・セオリー・アプローチの創始者の1人として自身で研究所（Grounded Theory Institute）を設立し、出版活動、教育セミナー活動を精力的に展開しています。アメリカだけでなくヨーロッパでもセミナーを開催しています。グレーザーはUCSFを辞めてまもない1978年に先に挙げた『Theoretical Sensitivity（理論的センシティビティ）』を刊行しています。私はこの本は高く評価していますが、それ以降、とりわけ1990年代以降の活発な活動において分析技法面でGTAの完成度を高めるような成果を挙げてきているようにはみえないのです。

私はかねてから「GTAとは何であるのか？」と「GTAをいかに実践するか？」に視点を分けて考えることを提唱しているのですが、これでいくとグレーザーは一貫して前者を語っているように思えます。もちろん、彼自身はそうは思っていないでしょうが……。90年代の対立の反動なのかもしれませんが原点回帰に向かいすぎてしまい、今日的状況におけるGTAの可能性を明確化する方向は希薄に思えます。1967年のストラウスとの共著、すなわち、オリジナル版も性格としては前者中心で、コーディングの基本的な考え方は示されましたが具体的な方法は明確に示されていませんでした。だから、先ほど述べたようにストラウスもグレーザーも後に個別に後者についての著作を刊行するのですが、グレーザーの場合、1978年の著作で示した相当に複雑なコーディング法をその後に改良してきたとは言えません。彼の研究所が販売している研修用CD[2]もみましたが、コーディング方法についての具体的な説明はありません。自然科学的、客観主義的認識論にたち、質的データであっても数量的データの場合と同等程度の厳密な分析——それが彼のいうコーディング法です——を行い、データから解釈できるところでの理論の生成を求めるというのがグレーザーの基本的立場です。ナイーブといえばナイーブですし、揺るぎないとも言えますし、誤解を恐れずに言えば、彼は60年代の——78年の著作は補完の関係にあるので——オリジナル版の世界にとどまったままのようでもあります。

グレーザー版の弱点は「いかに実践するか」において、質的データの分析を——もう一度誤解を恐れずに言えば——平板なもの、薄いものにした。これは批判的準拠点を、誇大理論から演繹的に導いた仮説の検証重視の当時の社会学研究においたことによる結果であり、その限りにおいてはやむを得ないと考えられます。しかし、この弱点が表面化しなかったのはグレーザーがその克服に努力したからではなく、意味の解釈を重視したストラウスがカリフォルニア大学での研究と教育において「実践」することでオリジナル版の統合性は保持できたということでしょう。少なく

2 私が確認したのは、What is Grounded Theory?: An Interview with Dr. Barney Glaser, 2004、とQuestions and Answers on Grounded Theory: Hi-lites of an online video conference with Dr. Barney Glaser, 2004の２つで、共に彼が設立したthe Grounded Theory Instituteからのものである。

とも、90年代の対立までは。

ただ、現在GTAが議論される文脈は60年代の状況と比べると研究のあり方や研究者の反省的態度の要請などそれこそ質的に大きく変化してきたのであり、それが現在の質的研究への関心の高まりにつながっています。先のCDのインタビューでグレーザーは、近年のGTAへの関心の高まりに言及して彼とストラウスがいかに先見の明があったか、時代を先取りしていたか（“we were way ahead of time”）を強調しているのですが、そういう単純な話ではないと思います。つまり、時代先取りという順接ではなく、むしろねじれた展開と捉えるべきでしょう。質的研究という点では共通しているのですが、なぜ質的研究なのかに関してはグレーザー版と近年の質的研究への関心動向との間にはかなりの距離があるからです。

簡単に述べると、グレーザー版は経験的調査から理論生成に至る新たなアプローチとしてデータに密着した分析方法を提案したのであり、そのために質的研究法という規定が必要だったのです。彼の認識論は基本的に数量的研究法のそれであったわけで、現在まで変わっていない。すでに論じてありますが（木下、2006)、『データ対話型理論の発見』の原著での副題がなぜ「質的研究のための諸戦略」であったかを考える必要があります。一方、近年の質的研究の関心の背景には研究や調査自体に対する問い直しがあり、データの分析から理論生成へという課題設定そのものへの疑義をも含むものです。そうした関心を全体的に受ける文脈で質的研究という捉え方が提示されています。もっと端的に言うと、グレーザー版に先鋭的にみられるもののオリジナル版やストラウス・コービン版でも前提にあると考えられる客観主義的立場と近年の質的研究への関心動向とは“ねじれ”の関係にあると考えられるのです。とはいえ、グレーザーの立場は一貫しているので賛同するかどうかの判断はありますが、少なくとも理解はできるものです。それに比べると、ストラウス・コービン版はグレーザーほど立場を明確に提示しないままに似通った立場と思えるので研究方法としての基本的位置づけがあいまいになっていると私はみています。

M-GTAの特性

【オリジナル版で示された基本特性の継承】

(1) **理論生成への志向性**
(2) **grounded-on-dataの原則**
(3) **経験的実証性**（データ化と感覚的理解）
(4) **応用が検証の立場**（結果の実践への還元）

【課題点の克服】

(1) **コーディング方法の明確化**（分析プロセスの明示）
(2) **意味の深い解釈**
(3) 60年代の限界（素朴な客観主義）と近年の質的研究動向に対して**独自の認識論（インターラクティブ性）**

さてそこで、修正版グラウンデッド・セオリー・アプローチです。ここまでの検討から私たちの課題は明らかになってきたと思います。M-GTAは1967年の著作を実践的社会学論と捉える立場にたち、それにグレーザーの1978年の著作とストラウスの1987年の著作の３冊を基本文献とします。オリジナル版からは、理論生成への志向性、grounded-on-dataの原則、経験的実証性、応用が検証の立場の４点を基本特性として継承します。単に質的データの分析方法なのではなくその結果に対して「理論」という明確な形を要請しているので、分析方法であることと結果像とを切り離すことはできません。次に、grounded-on-dataの原則ですがこれは詳しく後述します。経験的実証性の意味は、実証主義（positivism）を基礎にするということではなく経験主義（empiricism）の立場と捉え、現実を理解するためにデータ化を行うこととその人間による感覚的な理解の重要性を強調することです。経験的実証性は次の応用が検証の立場とも関係しますが、まず分析結果の実践的活用を重視し、そのプロセスが結果の検証になっていくという立場です。

その上で、GTAの課題点の克服として大きく３点を挙げておきます。ひとつはデータのコーディング方法の明確化です。実際に活用しやすく、かつ、分析プロセスが他の人にも理解しやすいという両方の条件を満たすものを提案しています。しかし、単に手順だけを明確にしているだけでなく、そのプロセスに意味の深い解釈を組み込んでいます。これが２点目です。また、60年代の主張に回帰するのではなく今日的状況においてその限界の克服を意図しています。M-GTAの独自の認識論的立場としてはデータ収集、データ分析、分析結果の応用の全プロセスを通してのインターラクティブ（interactive）性、相互影響性を特徴とします。M-GTAでは社会的活動としての研究を問う立場に立ち【研究する人間】の視点を導入するのですが、この視点がインターラクティブ性において一貫する研究者となります。

それぞれ詳しい説明は項目ごとに行っていきます。要するに、M-GTAはGTAに特徴的な方法上の概念、考え方を独自に解釈し、近年の質的研究への関心の高まりや調査やデータ分析をめぐる議論も踏まえ、さらに実践しやすい分析方法になっています。別な言い方をすれば、オリジナル版に託されたグレーザーとストラウスの未完であったが最良の貢献を継承すべく、彼らが個別に取り組みながらも共に十分なし得なかったコーディング法と深い解釈を統合した新たな方法を、質的研究をめぐる関心状況に対して提案しているのです。

M-GTAについて本書で初めて接する読者のためにイメージを持ってもらえる程度に少し述べておきましょう。M-GTAは一方では、データを分析者に対して外在化させ、つまり、分析者と切り離した位置づけとして分析対象とします。そうすることで、分析プロセスを説明可能な形にしていきます。しかし、意味の解釈作業である分析においては、データが有している文脈性を破壊せず逆にそれを重視し、切片化してラベル化から始めるのではなく、意味の深い解釈を試みます。この両立のために【研究する人間】という視点を導入します。誰が、何のために、なぜ、その研究をするのかという問いをあいまいにせず、社会的、現実的背景も含めて明確化することを要請します。そして、理論生成を目的とし、その検証を実践への応用において行うことで、研究と現実世界との緊張関係を確保していきます。これは単に深い解釈のためだけではなく、データを用いた調査活動に内在する権力的関係の自覚化、調査者の影響力、被調査者の位置づけや配慮など今日求められる事柄への対応でもあります。

この立場が先のインターラクティブ性とつながります。M-GTAはデータはデータとして扱うのですが、データの本質的特性としての不完全性（木下、1999、2003）と調査者の関心の反映性を認めます。否定も制御も完全にできないことですので、オープンに認め、それによる限界や影響を積極的に明示化します。調査の目的を十分理解してもらい、半構成的面接法という柔軟に対応できる方法を用いる。M-GTAの特性として強調できるのはデータ収集におけるインターラクティブ性についてだけでなく、データの解釈において分析焦点者という視点を導入するので解釈自体にも調査者とデータの間でのインターラクティブ性を組み込んでいます。そして、分析の結果の評価に関しても評価者に要請される事柄をインターラクティブ性を軸に論じています。さらに、分析結果であるグラウンデッド・セオリーを現実場面に応用し実践に活かすというレベルでもうひとつのインターラクティブ性を確保しています。そして、このプロセス全体の中心に価値観や問題関心をもつ【研究する人間】の視点、分析者その人をおきます。したがって、M-GTAはインターラクティブ性からみても3つのレベルで位置づけられるので、安定的に統合された研究方法であると考えています。

調査と分析結果への責任は研究者自身が負わなくてはならず、インターラクティブ性を強調することで決してその点をあいまいにしてはなりません。【研究する人間】の視点が重要なのは、そのためでもあります。

さて以上でこのセクションの説明を終えますが、次の点を補足しておきましょう。タイプ別にGTAを理解する上で重要なのは一義的な位置づけとして、理論生成を志向するのか、それとも質的研究法、より絞って言えば質的分析法なのかという点です。オリジナル版は理論生成を目的とし、そのための方法として質的研究の戦略的有効性を浮かび上がらせたのであって、逆ではありません。各タイプの書名（主題と副題）をみるとわかりますが、ストラウスの1987年の本は「社会科学者のための質的分析」、1990年のコービンとの共著は「質的研究の基礎――グラウンデッド・セオリー開発の技法と手順[3]」、それに対抗したグレーザーの本は「グラウンデッド・セオリー分析の基礎－浮上vs.強制的当てはめ」となっていて、微妙に違っています。また、ストラウス・コービン版に基づく戈木の著作は『質的研究法ゼミナール－グラウンデッドセオリーアプローチを学ぶ』（2005）と題されています。彼らが意識していたかどうかはわかりませんが、この違いは微妙ですが大きいと思います。主題にグラウンデッド・セオリー・アプローチをおけば理論とは何か、なぜ理論生成が必要かといった問題が問われます。一方、質的研究、質的分析をメインにもってくれば、質的研究とは何か、なぜ質的研究が必要かが問われることになります。そして、副題が二次的規定となります。したがって、理論生成への志向性が第1要件であって、この点をあいまいにするとグラウンデッド・セオリー・アプローチの特性を適切に理解できなくなってしまいます。

質的研究を説明した主な著作（例えば、Flick，1995＝2002、Denzin and Lincoln，2000＝2006a，2006b，2006c）をみればわかりますが、質的研究それ自体を論ずるのは大変な作業になります。

一方、ご存知のようにオリジナル版は領域密着型の具体理論（substantive theory）からフォーマル理論（formal theory）の生成までを理論生成の方向性として明確に設定しています。フォーマル理論は領域密着型理論の比較分析から導かれるものと規定されています。この立場をもっとも強

3　初版では「開発development」はタイトルに入っていない。

く支持するのはグレーザーのはずですが、彼はその後の著作において深化させているようには思えません。フォーマル理論化への試みはむしろストラウスの方に見られます（Strauss, 1978）。ただ、全体的に言えばフォーマル理論化は旗は降ろされてはいないが、現実的課題として強調されてはおらず、領域密着型グラウンデッド・セオリーが目的とされています。残されている課題と言えます。

M-GTAでも理論生成志向というとき領域密着の具体理論を想定しています。ただ、これもすでに述べていることですが（木下、1999）、フォーマル理論化を全く否定するのではなく、その基本特性である抽象的概念の重要性は学ぶべきであるという立場です。フォーマル理論を生成する方向ではなく、グラウンデッド・セオリー的思考法（木下、1999）と呼んでいることですが、日常的に具体事例の比較からそれらを説明できる抽象概念を考えるという発想法に慣れておくと、実際のデータ分析がしやすくなります。具体理論がプロセスとしての理論であり、否定されることはなく修正され続けるわけですから、そうした理論からさらに抽象化されたフォーマル理論といえども同じ性格を帯びることになるから、永遠に完成されることはないことになります。いずれにしても相対的な話なわけで、であればM-GTAの方が当初の指摘を現実的に継承していると考えています。

1-2 M-GTAにおける分析の考え方

M-GTAにおける分析の考え方

・分析とは、ディテールの豊富な質的データの深い解釈から説明力のある概念を創り、
　それを構成単位とする理論を生成すること
・解釈とは選択的判断の積み重ね。正誤の問題ではない。
・思考の言語化（可視化・外在化）の徹底
　全ての判断は他者に説明可能としていく
↓
データの解釈プロセスを他者と共有化
自分にとって自明化した部分の意識化
・理解できていないことを理解できているかのように記述することは危険
・分析結果と分析プロセスの信頼性は、思考の言語化の徹底で確保

ここではM-GTAにおける分析についての基本的な考え方を説明します。分析ワークシートを用いた分析手順と意味の深い解釈を統合的に行うために、必ず理解しておく必要がある点です。

M-GTAでは、質的研究とは質的データを用いた研究とし、質的データとは当該の研究テーマに関してディテールの豊富なデータであることと規定します（木下、1999、2003）。M-GTAはデータの解釈から説明力のある概念の生成を行い、そうした概念の関連性を高め、まとまりのある理論を創る方法です。つまり、分析とはデータの意味の解釈であり、いくつか考えられる意味可能性の中からどれか

を選択し、その作業を関連付けながら継続していくことです。選択的判断ですので、正誤判断の問題ではないですし、正解があってそれを探すということでもありません。と言うと、どのように行うのか、その方法に関心が先走るかもしれませんが、ちょっと止まって考えてみましょう。意味の解釈をする人間についてです。「誰が」を抜きにして「どのように」は成り立たないはずなのに、前者が論じられることはあまりありません。学習する側も早く具体的な方法を学びたいという思いが強いですから、飛ばしてしまいやすいのです。しかし、M-GTAはこの点を非常に重視し、意味の選択的判断を行う人間を【研究する人間】という表現で一貫して強調しています。おそらく執拗なまでにと言っても過言でないことは、本書をはじめ一連の著作から読み取れると思います。それ程、重要だということです。

別な言い方をすると、データから読み取った意味に対して何よりも自分がリアリティを感じられるかどうかがポイントになるわけで、そのためには自分の問題関心をできるだけはっきりと確認しておくことが不可欠であって、それにより解釈作業へのコミットメント――四六時中頭から離れない状態――や試行錯誤の解釈が可能となるのです。リアリティ感、確からしさは自分に圧力をかけた分析のプロセスがあって得られるのであって、特定の技法だけでもたらされるものではありません。ラベルやコードをいくらたくさん作っても、その内容がリアリティ感を伴うかどうかの方が大事な要件なのです。あるいは、M-GTAでは分析ワークシートと呼ぶフォーマットを使って基礎的な分析を行うのですが、同じような問題に陥る危険があることをここで指摘しておきましょう。

さて、以上を受けてのM-GTAの立場です。データ分析の特徴はいくつかにまとめられるのですが、最も重要なものをひとつだけ挙げるとすれば、思考の言語化の徹底です。データの解釈のときだけでなく、研究計画の段階から結果の公表、そして、その後に至るまで、自分が選択的に判断していくプロセス全体を自分自身に対して言語化していくことです。私たちは誰でも自分ひとりだけの思考では膨大な自明の部分を持っていてもそれに気付かないものです。それ自体は思考の効率性、倹約性からごく自然なことですが、質的データの解釈のように緻密な思考を求められ、また、人によって解釈内容に違いがみられる場合には工夫が求められます。とりわけ、客観的に測定可能な正確な要素を特定し、それらによって理論生成を試みるのとは異なり、意味の解釈を分析者が行い、その積み上げで理論生成を目指す場合には、一義的には結果の説明力、説得力が重要となりますが、選択的判断が継続的にどのようになされたのかについて、つまり、1つひとつの判断に関してまず自分自身が自覚的でなくてはならないのです。なぜなら、非常にたくさんの判断を下しながら進めることになるからで、しかも一度下した判断を分析の展開過程において修正していくこともあるからです。

思考の言語化、つまり、自分の思考を言語表現することは一見当たり前のことに思われるかもしれません。むずかしいことでもなさそうです。しかし、誰でもできることですが、むずかしさはそれを徹底して行いきれるかどうかにあります。データへの着目にしても、比較にしても所詮はある判断を下すことです。なぜ、その判断なのかは、そのとき問われれば、すぐに出なくても振り返って考えれば答えられます。要は、判断内容と理由を説明可能な形にすることを徹底するかどうかになります。どんなに優秀な人であっても自分ひとりでこの作業を行うのはむずかしいもので、データの解釈のときにどうしても自明な部分がそのままになりやすいのです。ここで重要なことは、思考の言語化の目的は自分の中の自明部分を客観的分析のために停止、凍結させようとするのではなく――自分の関心の源でもあるのでそんなことは不可能です――、できるだけ意識化することで選択的判断である意味の解釈を研究者の関心に忠実に行えるようにするためです。この意味で、思考の言語化とは自明部分の脱自明化と言うこともできます。

この議論がなぜ重要かというと、質的データの分析に対する根強い懸念と関係してくるからです。解釈する人間の先入観が混入したりバイアスがもたらされるのではないかといった類の懸念です。この懸念とセットになっているのは、分析のプロセスが分からないのでどうしてその結果になるのか理解が困難であるというもうひとつの問題です。こちらは分析プロセスの明示化として対応してますので、ここでは除外して進めます。

先入観もバイアスも価値的な言葉になっているので「よくない」ものと受け止められますが、ここでも一歩止まって、先入観とは何か、バイアスとは何かを考えるべきです。主観的な解釈は恣意的であるから解釈は客観的でなくてはならないという考えも同じです。そして、自明な部分とはその人の固有性につながる重要な部分であるにもかかわらず、先入観やバイアスの元とみなされ分析上の異物として排除あるいは制御されるべきものとされてしまう。こうした客観主義的質的研究もありうるとは思いますので否定する必要はむろんありませんが、少なくともM-GTAとは大きく異なった立場です。

M-GTA以外のGTAはどれもデータの切片化を基本的な分析技法としています。とりあえず、客観主義的立場からの理由と言ってよいでしょう。私は切片化によってはこうした懸念を解決できないと考えています。一言で言えばこれは私が“グレーザー的呪縛”（木下、1999）と呼んでいる問題で、データの文脈を寸断し、分析者の研究関心を棚上げして――では、そもそもなぜ，その研究をしているのか？――、論理性だけで切片化したデータの意味を解釈するのは無理があります。分析する人間の自明部分に触れないでおいて、切片化したデータだけを解釈していく方法は、データの文脈性を破壊するだけでなく、自分自身の自明部分――それは一定の傾向、つまり、解釈に対しても一定の文脈性を持ちうるものです――の影響に無自覚であるという二重の意味で解釈方法として有効とは思えません。

これは認識論に関わる問題でありグレーザー版に関しては明白に、オリジナル版に関してはやや間接的に理解できるが、ストラウス・コービン版になるとよくわからない。切片化とは方法論にして具体的技法であるのだが（木下、2003)、データの切片化の根拠とされる理由自体を問い直す必要があります。

切片化では先に述べた問題をなぜ解決できないかというと、実際のデータの分析では自分の解釈の何が「バイアス」であり、「先入観」であり、「恣意的」であるのかは実はわからないからです。これらはすべてその人の問題関心を反映してもいるからです。したがって、こちらを価値的に評価すれば反転してしまうという関係になります。つまり、否定的に判断すれば排除しようとします。問題は分析をする人間その人に収斂されるわけですから、「どのように」の前に「誰が」を明確化し、その人間にとっての自明な部分を意識化、言語化することで、分析プロセス自体を他者に対して説明可能な形にしていく方が合理的であると言えます。

思考の言語化を効果的に行う方法が、機能としてのスーパーバイザー（木下、2003）になります。その研究に関心を持つ、もう1人の人間を分析者に対する問いかけ役とすることにより、1つひとつの判断を言語化してもらいます。ポイントは簡単で分析者の判断について「なぜ、そう考えるか？」を継続して問いかけるわけです。むろん、問いかけ役は相手の研究に関心をもち、調査の経過を理解し、分析対象のデータも読んでいて、分析のプロセス全体にわたって付き合える人と考えてください。データの解釈内容について判断する人ではなく、データを解釈する人、つまり分析者に説明を求める人です。

ついでに付言すると、思考の言語化はデータ分析のときだけではなく、自然に習慣化していき、徐々に自分の日常の思考を緻密にしていきます。その変化は自分でもわかります。言葉の使い方がていねいになり、貧相な文章を書かなくなります。

また、グラウンデッド・セオリー・アプローチについて4つの観点から論じたときに、そのひとつとしてグラウンデッド・セオリー的思考法について触れました（木下、1999）。具体的事柄を比較し抽象的な概念を考えることを日常的にすることで着想力を鍛えるのですが、思考の言語化とも関係しているように思います。

さて、自分の思考を言語化するということは考えるという行為だけを指すのではなく、それを文字で書いたり、口頭で説明できるということです。したがって、文章にすれば思考の可視化と言えるし、直接話す場合も含め、思考の外在化となります。この重要性を強調しておきます。これには２つの意味があって、ひとつはデータの解釈のプロセスを他者にも理解可能にするためには非常に有効であるということ、もうひとつは思考の言語化とは本質的に思考の外在化によって可能となるということです。この2つはセットなのであって、先に挙げた根強い懸念への説明にもなるし、自分の解釈内容に対して納得できリアリティ感が伴うようになります。

M-GTAの一連の手順にはさまざまな形で判断がしやすいように工夫がされているだけでなく、判断主体に関しては【研究する人間】（木下、2003）として議論を集約しています。思考の言語化は、【研究する人間】をさらに説明したものです。Grounded-on-dataであることは選択的判断である意味の解釈作業にとって何よりも安全装置なのであり、M-GTAを理解すれば客観主義に陥ることなく、自分の関心に忠実に伸び伸びとした解釈ができ、分析の結果とプロセスへの信頼性が確保できます。

1-3 M-GTAの基本用語

M-GTAの基本用語

【作業項目】
・研究テーマ
・分析テーマ
・分析焦点者
・ワークシート：概念生成
・カテゴリーとコアカテゴリー
・結果図とストーリーライン
・グラウンデッド・セオリーの記述

【分析の機能項目】
・**継続的比較分析**
・**理論的サンプリング**
・理論的メモ（ワークシート内）
・理論的メモ・ノート
・**理論的飽和化**
・理論的センシティビティ
・感受概念（sensitizing concepts）

－－－－－－【研究する人間】－－－－－－－－

はじめにM-GTAを理解する上で不可欠の用語をみておきます。この図はM-GTAの基本用語を、作業項目と分析の機能項目にとりあえず大別して示したものです。作業と機能は一体のものとして行いますが、特徴をはっきり理解してもらうために実際に行うことを作業、考え方を重視したものを機能として列挙しました。一番下にある【研究する人間】は全体の基礎の位置にあり、M-GTAにおける最重要用語です。

ただ、いきなりこうした用語を出されるとピンとこないでしょうが、それぞれについてはこの後繰り返し説明していきますので徐々にわかるようになります。ここでは、この段階でまず理解しておいてもらいたい部分について述べておきます。

ひとつ注意していただきたいのは他のGTAとM-GTAとでは共通する用語がありますが、M-GTAはそれぞれについて独自に意味づけし技法として明示化しています。したがって、同じ用語であってもそれぞれの意味を確認してください。また、M-GTAに特徴的な用語もいくつかあります。研究テーマと分析テーマ、とくに両者の関係、分析焦点者、概念生成のための分析ワークシート、２種類の理論的メモ（ワークシート内と独立したノート）です。それから他のGTAには含まれますが、M-GTAでは使用しない用語としてデータの切片化があります。

つまり、GTAはそれぞれのタイプごとに理解し、どれを用いるかを自分で選択することになります。これは単に用語の意味やそれを実際にどのように行うのかに関して違いがあるというだけでなく、その背景にそれぞれのタイプが拠って立つところの認識論――事実とは何であり、どのようにしてその意味が理解できるのかなど物事の見方を根底で支えるもの――の違いがあるからです。例えば、科学的であるとはどういうことか、客観性と主観性、信頼性と妥当性、再現性と一般化といった研究方法論にとって切り離せない問題は認識論に関わるものですが、数量的、質的を問わず研究方法の基本的性格を規定します。この点でストラウス・コービン版（1990＝1999）ではこの部分であいまいさ、不徹底さがみられます。

M-GTAはここにある基本用語を独自に位置づけ、同時に、分析技法として実践しやすいように工夫されているので、考え方と技法とを一体のものとして明確化してあり、研究方法として活用に耐えうるところまで体系化されています。言い換えると、研究方法——質的研究方法といってもいいですが——に対する大方の質問にも答えられると考えています。

詳しい説明はこの後でしていくので、ここでは図の右側、分析の機能項目について簡単に触れておきます。

ご覧いただくとわかるように、継続的比較分析に続く各項目は理論的サンプリング、理論的メモ（ワークシート内)、理論的メモ・ノート、理論的飽和化、理論的センシティビティとすべて「理論的……」という表現から始まっています。最後の感受概念（sensitizing concepts）はブルーマーが1954年に提唱した考え方で、社会学が必要とする説明力のある概念のタイプを指し、データから生成した概念を基本的構成単位とするM-GTAの方式を下支えすると共に、解釈における分析者の感覚的なリアリティ感の重要性を強調する考え方です（木下、2003)。理論的という表現にこれほどこだわるというか執着するのは、なぜでしょうか。これらはすべてオリジナル版で提示されており、この研究法における理論生成志向の重要性を読み取る必要があります。

解釈のセンスや切れ味をもたらすのが理論的センシティ

ビティで、分析の成否に関係する研究者の資質のようにも思われる能力を指します。そのため、理論的センシティビティについて、どうしたら身につけられるか教えて欲しいという質問を受けることが少なくないのですが、もちろんこれには簡単な答えはありません。誰であっても日々努力を続ける以外に途はなく、手っ取り早い方法はありません。むしろこの概念から私たちが考えるべきは、次の問題です。理論的ということは論理的であるということです。それと感覚を意味するセンシティビティとがなぜ、ひとつの言葉となるのか、ひとつの言葉として提示されているのかという問題です。論理的意味を感覚的に納得できるという理解の水準を示しており、論理的と感覚的という２つの異質な要素を統合するところにオリジナルな解釈を生み出す可能性があるのです。そして、それを可能とするのは解釈する人間、その人の存在であるということです。この理解が非常に重要で、M-GTAでは【研究する人間】として説明しています。

もう一点付け加えると、理論的センシティビティを鍛えていくには、自分の思考プロセスを自覚化し言語化することを徹底することです。これはとくにむずかしいわけではなく、自分の判断に対して「なぜか？」という問いを継続して立てていくことで身につけられます。また、グラウンデッド・セオリー的思考法として説明してあるように（木下、1999）、調査のときだけでなく日常的に比較の思考を習慣化することである。

M-GTAでは、その人が何を目的に、なぜその研究を行うのかを問う視点として、言い換えると、それぞれの研究において社会的活動としての研究の意味の明確化を求め、【研究する人間】という考え方を導入しますが、理論的センシティビティはそこと関係してきます。【研究する人間】として成長していくには当然時間がかかりそのプロセスは努力の継続に尽きるのですが、ひとつ言えることは、この方法を意識して使い始めると調査研究のときだけでなく日ごろの自分の考え方が緻密になります。メモを小まめにつけるようになります。言葉の使い方がていねいになる。発想、アイデアが出やすくなります。思考法、発想法そのものを自然に鍛えていくことになるのです。M-GTAはひとつの研究方法ですが波及的な拡がりがあって、データの分析もさることながらむしろ、人間的成長を促していくこちらの方がこの研究法の本質的な特徴ではないかと思えるほどです。

わかりますよね。M-GTAでは、最終的には分析結果は記述説明となるわけですから、言葉の意味をものすごくていねいに検討し、自分の解釈を比較的自由に書く部分もあれば、逆に、概念の命名のようにひとつ、2つの言葉に意味を凝縮していくわけです。そして、レベルの異なる相互の意味関係を明確にしていくので、言葉の使い方が自然に鍛えられます。【研究する人間】には、この要素が含まれます。だから、技法や手順だけで質的データの分析をしようとすることは誤りであり、上手にできない理由を技法や手順の問題、わかりにくさにのみ求める態度もまた誤りです。重要なのは【研究する人間】で、そこがしっかりしていれば技法や手順の問題は二次的問題にすぎず、さらに言えば、M-GTAやGTAに限らず他の研究方法も選択可能となる。M-GTAには【研究する人間】が鍛えられていくプロセスが組み込まれています。

さてちょっと回り道をしましたが、分析の機能項目からM-GTAのエッセンスを理解しておきましょう。ここでのポイントは、継続的比較分析、理論的サンプリング、理論的飽和化の３つで、これらの相互の関係です。最初の継続的比較分析ですが、これは「継続的」と「比較分析」に分けられます。比較と言うからには何と何を比べることなのか、そして、継続的とはその作業をどのように、かつ、どこまで行うのかという問題です。どのようにに関係するのが次で、比較分析の進め方をデータとの関係から規定する理論的サンプリングです。そして、どこまで継続するかというと理論的飽和化に達するまでとなります。ですから、この３つで分析プロセスの大枠が理解できます。

継続的比較分析が中心となるわけですがその際にもっとも重要な点は、最初の比較材料をデータから自分が生成しなくてはならないということです。分析の第一歩で、これは必ず自分がしなくてはなりません。この点をしっかり理解しておいてください。比較自体は、比較材料があればそれに対して類似性や対極性から進めることができるのでとくにむずかしいわけではない。むずかしいのはむしろ、最初の比較材料を得ることで、その作業を時間をかけてでもていねいに行うことが分析全体の緻密度と関係してきます。【研究する人間】がそれまでの検討をもとにデータと最初に向かい合うときの作業です。

つまり、M-GTAでは最初の比較材料を自分の意識的判断に基づいて生成するわけで、この始め方とデータを細かく切片化してそこから解釈を始める方法とは見かけ以上に本質的な違いがあるということです。データとの最初の分析的接点にその研究法のすべてが集約されてあらわれると言ってもよいでしょう。この最初の一歩が実は一番むずかしいのも事実で、本書で詳しく説明するようにM-GTAは分析テーマと分析焦点者の２点に絞ってデータをみていけるところまで技法化していますが、それはこのむずかしい作業に正面から取り組むためなのです。データの切片化という技法は一見すると分析をスムーズに始められそうにみえますがここで述べている解釈のむずかしさをバイパスする方法であり、もちろんひとつの方法ではありますが、M-GTAの立場ではありません。

M-GTAで行う比較とはデータにおけるヴァリエーション（具体例）とバリエーション、生成中の概念とバリエーション、概念と概念、複数の概念間関係であるカテゴリーと個別概念、カテゴリー相互の関係というように抽象度の異なるレベルでの比較を、類似性と対極性の視点から多重的同時並行で進めていきます。この詳細は後述しますが、ここでは、最初の比較材料の重要性を確認しておきましょう。最初の、一番最初の比較材料は言うまでもなくデータからの最初のバリエーションの選択です。次は、最初の概念生成、最初のカテゴリー生成と続き、それぞれ最初の比較材料を創っていきます。それぞれ最初ほどむずかしいものです。このむずかしさとは、自分の判断が適切であるかどうかの判断がむずかしいということであり、当然のことです。ここをどのように突破するのかが分析全体にとっても極めて重要で、単に技法だけでは不十分です。M-GTAは【研究する人間】を軸として導入し、その上で分析テーマと分析焦点者の２つの点からデータに集中していくところまで絞り込みます。

次に、継続的についてですが、比較作業をどのように、何処まで継続するのか、どこで収束させるのかという問題です。比較はデータに対して行われ、その結果もデータとの関係で判断されていきます。単純な言い方をすれば、データから言えることしか言えない、言えることがどこまでかをデータで確認していくという立場ですから、データに基づいた（grounded-on-data）分析であることは分析全体を成功させる安全装置なのです。データとの関係は「データから（from data）」と「データに向かって（toward data）」の

２方向に分かれ、相互に関連させて分析を進めます。イメージをもってもらうために言うと、まず、分析テーマに照らしてデータからバリエーションを抽出し、それをひとつの具体例とする概念を生成する流れが最初にあります。そうすると、今度は、生成し始めた概念の側からデータに対して類似例と対極例の検討に入ります。さらに、今度は抽象度を一歩上げて、その概念を比較材料としてそれと類似あるいは対極の概念の可能性を考え、データに向かって実際にそうであるかどうかの検討を行います。後者の流れ、自分の解釈に照らして目的的に「データに向かう」流れを、とくに理論的サンプリングと呼びます。

両方向の作業を進めると、抽象度の異なったレベルの相互の関係がはっきりしていくので、というか、相互の関係を明確にする方向で解釈とデータとの対応関係が検討されていくので、分析の大きな流れは「データから」の方向性を特徴とするオープン化から「データに向かって」確認作業をする収束化へと向かう。収束の判断について提起されている方法論上の概念が理論的飽和化で、これ以上データとの関係を見ていっても重要な新しい概念、解釈が出てこない状態と規定されている。しかし、意味するところはわかるが、その具体的実行方法が明示されてこなかったために、当初からこの判断を実際に行うのはむずかしい状態にあった。とりわけ、分析を終了する判断であるから自信がないと、理論的飽和化に達するまで分析を行ったと言い切ることはできないし、理論的飽和化という表現自体を用いることにも躊躇がある。まして、論文の審査においてこの点を問われると明確に答えられないから、GTAを採用しながらもGTA、理論的飽和化、その他のこの研究法の用語を意図的に用いず、単に質的分析と記述する場合もみられます。正直な反応なのですが、問題はこうした“逃げ”というか慎重な姿勢をとる研究者にあるというよりも、GTAが研究方法として未完成であったためと考えています。では、いかにしてその課題を解決できるかを考えたのです。M-GTAは理論的飽和化に対して判断の根拠とその理由を明確化しているので、実行しやすくなっています。

簡単に触れておくと、M-GTAはgrounded-on-dataの分析が成立するように分析対象とするデータを限定的に確定した上で、分析の最小単位である概念について分析ワークシートの完成度で小さな理論的飽和化の判断を下し、次に、そうして確認的に判断された概念によって構成される分析結果全体に対して理論的飽和化の判断を下していきます。自分の判断の対象と根拠を明示できる。自分の判断結果だけを示してそれだけで他者、とくに査読者や評価者に理解してもらうのはそもそもむずかしいのであり、その理由は査読や評価する側にとっても“信じるしかない”という形で判断を迫られるからである。対照的に、自分の判断の根拠、根拠とする内容がどのように準備されたかを示すことができれば、自分自身がより適格に判断できるだけでなく、判断のプロセスを他者も理解しやすいし、したがって、評価もしやすくなる。

関連して一言付け加えると、理論的飽和化の判断はその性質上どのような場合であっても「した」「しない」という択一の判断とはならず、「どの程度」かの相対的な判断にならざるを得ないということです。にもかかわらず、「した」「しない」の判断をしなくてはならないと考えると、途方もなく困難な話になってしまいます。ここでは、M-GTAは一方で分析対象のデータを限定的に確定しながら、分析のプロセスを明示化することで、つまり、自分の判断の結果だけでなく根拠と内容を示していくので、相対的な判断としての理論的飽和化が無理なくできるように工夫されています。

1-4 M-GTAにおける比較のレベル

比較のレベル

1　生成中の概念と具体例（類似例、対極例）および具体例と具体例（類似例、対極例）の関係
2　生成中の概念と概念の関係
3　カテゴリー（複数の概念の関係）と概念
4　カテゴリーとカテゴリーの関係
5　コアカテゴリー（概念）と他のカテゴリーの関係
6　留意事項
＊M-GTAでは基本的に【人】を単位とした比較は行わない。
＊分析の緻密さを重視し方法論的限定として【人】の比較まで広げず、分析焦点者の調整により論文や研究に継続的に発展させていく。

M-GTAの基本用語のところで、この方法の根幹である継続的比較分析について述べました。とくに最初の比較材料が重要であり、それは他でもない分析者自身がデータから生成しなくてはならない点を強調しました。また、M-GTAでは具体的レベルから抽象度を上げたレベルまで同時並行で多重的に比較を進めていきます。ただ、同時並行ではありますが分析プロセスにおいてはオープン化と収束化にその性質が大きく２つに分かれます（木下、2003、141頁の図）。オープン化とは新たな概念の生成や概念間の関係についての検討など分析を拡げる方向を指し、一方、収束化とは概念の確定、概念間の関係であるカテゴリーの

確定、そして、分析の主要な部分の確定などの作業を指します。

このスライドが示すように、比較に関しては全体として５つのレベルとひとつの注意点に分けて理解できます。もっとも具体的な比較レベルは、データの中の具体例（ヴァリエーション）と生成途上の概念との比較です。その過程で具体例と具体例の比較も行いますが、これは定義を確定し概念の完成度を上げていくためです。詳しくは分析ワークシートの作成方法のところで説明しますが、ここでは文字通りgrounded-on-dataの作業となります。分析テーマと分析焦点者の観点からデータのある部分に着目し――この判断が最初の比較材料となります――、それをひとつの具体例をする説明概念を考えます。分析ワークシートを立ち上げると、自分が考えた概念に照らして他にも類似例があるかどうかをデータに対して確認していきます。また、類似例が一定程度あることがわかると概念として成立しそうであることがわかるので、並行して対極例の有無についてやはりデータをみていきます。比較の進め方ですが、もちろん最初から類似例だけでなく対極例の検討を同時に始めても構いません。

ここで次の２点に注意してください。ひとつは、類似例であって同一例ではないということです。類似ということはそれぞれに独自の部分をもちながらも、ある観点からみると共通性があるわけで、その部分が生成する概念の定義となります。したがって、類似しているかどうかの判断は自分の考えている定義に照らしてその都度行います。だから、具体例が増していくにつれて概念の完成度が上がっていくのであって、単に具体例の数だけの問題ではありません。よろしいでしょうか。色や形といった構成要素ではなく、データの意味の解釈でこれを行うわけですからむずかしいのは当然ですが、思考の言語化を始めとするM-GTAの一連の手順と考え方を理解するとこの基礎作業を確実に進めることができます。

もうひとつの点は、対極例についてです。何をもって対極と判断するか、その基準ですがお分かりのように概念の定義になります。データの中で対極例がないかどうかをチェックしていきます。この作業は次に述べる概念レベルの比較と関係するので、そこで説明します。ここでは、対極例に関しては最初からそれ独自の分析ワークシートの立ち上げの判断には迷うことが多いので、先行しているワークシートの理論的メモ欄に記入していくのが効果的であることを指摘しておきます。

第２の比較レベルは、概念と概念の関係です。これには２つの方向性があります。ひとつは、自分が創り始めた概念をそれぞれ個別比較をし、何らかの関係がありそうなまとまりを考えること。もうひとつは、自分が創り始めた概念を基点にしてそれと関係のありそうな概念が何かを想定してみることです。また、それと対極にある概念は何が考えられるかを想定してみます。そうするとその視点も入れて、データをみていくことができます。

ここで述べている、想定するとはどういうことなのかを少し説明しましょう。例えば、「……の中断」とか「……の安定化」といった概念が生成されつつあるとすれば、中断というのはある状態を捉えたものであるだけでなく非連続な変化であろうから、その状態を引き起こす要因とかそれ以前の状態に関して何らかの概念の可能性が考えられるし、中断状態が続くとしたらそうさせる要因を、また、ずっと続くのではないとしたら次にはどの方向に変化するのか、そうした変化に影響を与える要因は何かなど、関連していくつかの概念の可能性が考えられます。少なくとも、いくつかの解釈上の疑問が浮かんでくるでしょう。あるいは、安定化という捉え方も同じで、安定化という以上、不安定な状態があるだろうし、安定化させる要因もあるはずです。つまり、ひとつの概念を生成し始めるということはそのことだけでなく、他の概念へとつながるアイデアをいくつか出していくこととセットと言ってもいいのです。分析を始めてもそうしたアイデアが不活性だとすれば、研究テーマの設定に一端戻って分析テーマと分析焦点者の設定まで確認してください。言い換えると、解釈上のアイデアが浮かばない状態でワークシートの作業をだけを続けても分析は軌道に乗っていないのです。そのことは実は、自分が一番よくわかります。自分の解釈についてリアリティ感が伴わないからです。ただ、アイデア不活性状態で始まったとしてもその修正はしやすいので、最初から心配することはありません。問題は、解釈上のアイデアがまったく浮かばないということではなく、浮かんだときにその後どうしたらよいかが分からないことにあるからです。アイデアはワークシートの理論的メモ欄にていねいに記録していくのですが、データをみていくときにそれらの視点をいれていくので、自分が考えたこと、疑問に思ったことが実際にデータに対して確認されていきます。この確認作業を少しずつでも経験していけば、解釈作業についても手ごたえ、リアリティ感が伴うようになります。M-GTAではgrounded-on-dataであることは分析にとって安全装置という言い方をしているひとつの理由です。

概念レベルの比較について「相方探し」という言い方をしているのですが（木下、1999、2003）、理解できましたでしょうか。具体的には概念と概念の関係を図示しながら進めます。この作業は、理論的メモ・ノートに記録していきます。後にカテゴリーとなったり、結果図を構成する部分となっていきます。このレベルの比較作業がなぜ重要かというと、第１レベルではデータの中の具体例をみていくのでかなり細かい内容の検討となるのですが、第２レベルでは抽象度を上げ概念を単位をする比較になるので大きなうごき、分析結果の軸になりそうな着想を得やすくなります。後に説明する解釈の第２のダイナミズムはここと関係してくるように考えています。データから離れて概念のレベルから考えることで、独自の解釈へと離陸しやすくなります。

次に、複数の概念の関係はカテゴリーとなるので第２レベルが動き出すとごく自然に第３レベルの比較につながります。ここでは、カテゴリーの候補ができつつあるときにそれを基点にさらに関係する概念が他にもあるかどうか、どれがそれに当たるかを検討します。ひとつの概念よりも複数の概念の関係、すなわちカテゴリーの方がより大きな説明力をもてるわけで、概念間の関係がしっかり位置づけられればより安定します。ひとつの概念だけてカテゴリーを構成する場合、厳密に言うと、ひとつの概念だけでカテゴリー・レベルに位置づけられる場合もなくはないのですが、その場合には第２レベルでの検討を慎重に行い、かつ、分析対象としたデータが十分であったかどうかについての判断も明記すべきです。

第４レベルと第５レベルはほとんど一体として考えてもよいのですが、カテゴリーができると今度はカテゴリー相互の関係をみていきます。この段階では通常、コアになるカテゴリー（概念の場合もありえます）が着想されているか、コアに相当するカテゴリーが絞りきれなくてもカテゴリー間関係で結果をまとめられるかの判断が見通されているものです。

以上、説明したように同時並行の多重比較とはこれらそれぞれのレベル内（横方向）での比較と抽象度の異なるレベル間（縦方向）での比較と理解してください。そして、分析結果の中心となる着想は多くの場合、概念間比較以上の抽象度を上げたレベルでの比較作業から得られやすいのです。データから概念を生成する作業では具体例（ヴァリエーション）について多くの、雑多な内容をみていきます。その目的はある程度多様な現象を説明できる概念の生成にあるわけですが、雑多でいろいろな内容それだけをみていくのではいまひとつ明確に理解できなかったことが概念間比較からの抽象度を上げた作業になって初めて着想できるという展開があります。

簡単に復習します。全体の流れで言えば、基礎作業である第１レベルをていねいに進めつつ、同時並行で第２レベルから先の検討で、「〜かもしれない」、「〜ではないだろうか」といった解釈上のアイデアがいろいろと出てきます。分析ワークシートで概念生成をしているだけでは分析はまだ離陸していないのです。データの要約、分類であればワークシートでの作業でも最終的にはそれなりにまとめはできますが、それはM-GTAの目的ではありません。概念生成だけでは基礎作業であってオープン化から収束化へと進まないと、M-GTAの強みとする、うごき、変化を説明できる分析結果にはならないのです。「データから（from data）」の方向性を特徴とするオープン化に対して、「データに向かう（toward data）」方向性――データに目的的に向かう、理論的サンプリングのことですが――がみえてくれば分析は一挙に躍動的で楽しいものになります。自分が何かを独自に明らかにしつつあるという実感がでてきます。

最後の留意事項を説明します。継続的比較分析において「人」を比較の単位とするかどうかについてです。この点も重要ですのでよく理解してください。実は継続的比較分析をもっとも行いやすいのが人を比較対象としていく場合で、GTAの特徴とされる理論的サンプリングによる、データの収集と分析の同時並行が行いやすい。また、人を単位としての比較はとくにフィールドワークや参与観察の手法に適合的です。人とその行動をデータとして捉え、分析できるからです。これに対して、M-GTAでは基本的に人を単位として比較はせず、逆に、方法論的限定として分析焦点者として限定的に設定します。これは、緻密でコンパクトな分析、またインタビュー調査に適した分析を重視したところからM-GTAが考案されてきたことによります。

人を単位とした比較は通常、その多様性が一定の範囲に収まりやすく類型化がしやすいという利点があります。つまり、比較対象が決めやすく、社会的相互作用の分析がしやすい。例えば、認識文脈（awareness context）をコア概念とする死のアウェアネス理論（Glaser and Strauss, 1965＝1988）においては、終末期の患者であっても自分の本当の状態について知らない患者（閉鎖認識文脈）、疑問を感じ医療者に確かめようとして働きかける患者（疑念認識文脈）、知っているが知らないふりを演じる患者（相互虚偽認識文脈)、事実を知りそのことをオープンにしたやり取りをする患者（オープン認識文脈）というように、人を単位とすれば比較はしやすく、また、閉鎖認識文脈はいずれ他の3タイプのいずれかに移行するとか、疑念認識文脈は相互虚偽かオープンのいずれかに変化するというように相互の変化の方向やそれぞれの成立条件などについて類型的なまとめがしやすいのは事実です。もうひとつの利点は、人を比較単位とすると理論的飽和化の判断が下しやすいことです。アウェアネス理論の例を引けば、4タイプ以外でグレーザーとストラウスが検討したのは未熟児と昏睡患者（医療ケアの対象ではあるが社会的相互作用には関与できない患者)、そして、亡くなったばかりの（それ故にその場にいる人々には、まだ遺体というよりは生きているときの余韻が強く残っている）患者など、社会的相互作用の観点からみると周辺的な対象者だけでした。つまり、タイプごとにサブタイプはみられたとしても全体としてはここに挙げた4タイプで網羅できるという判断は可能だということです。

反面、人と人の比較の場合にはその基準はかなり大雑把にもなります。この例で言えば、認識文脈を中心に比較した結果として類型的にまとめられているわけで、データ収集と分析はそれと関係する範囲において行われています。患者と医療者との社会的相互作用に分析レベルを設定していますので、これはこれで完結した研究ですし、社会学の研究としては十分理解できます。終末期患者のように人間の複雑さが社会的相互作用に凝縮してあらわれる問題に対してであれば、大雑把であっても意義のある研究となります。

もうひとつの関連する観点として、データの収集方法があります。人を比較単位とし社会的相互作用に関わる研究の場合には、参与観察法、フィールドワークが有効であることは改めて言うまでもないでしょう。何を、どのようにみたらよいのかが焦点化しやすいからです。一方、インタビュー調査で人を単位とした比較をしようとした場合、行為や行動を本人に話してもらうという形にならざるを得ないことに加え、人と人との比較基準——上記の例では、認識文脈——を中心にインタビューをすること自体のむずかしさがあります。実際のインタビューでは非常に多くのことが聞け、語られます。人と人との比較では十分捉えられない複雑で繊細な人間現象も研究対象にできる方法としてM-GTAは考えられました。

要は研究目的に応じて選択すればよいことになります。

人を比較単位とする調査デザインに対して、M-GTAではその単位となる人を限定して（分析焦点者）対象とする調査デザインと言えます。分かりにくい言い方ですが、どういうことかというと、死のアウェアネス理論を例にここでのポイントを説明すれば、先の4タイプは人を比較単位として行われた調査の結果であるのに対して、M-GTAではその中のひとつのタイプ、例えば相互虚偽認識文脈の患者に限定して調査を行い、そうした患者を分析焦点者として解釈をするということです。よろしでしょうか。

実際には、まず調査への協力者を確保し、データを得ます。そして、データの分析では分析焦点者として集団的に人を設定します。実際のデータ提供者を分析焦点者として分析を行うのが基本スタイルです。第２部で取り上げる例では、高齢夫婦世帯で妻を介護している夫たちが調査協力者であり、この規定が分析焦点者につながります。ただ、調査協力者をさらに絞り込んで分析焦点者を設定するのが適当と考えられる場合には、その方向で調整します。例えば、服薬教育プログラムに参加した統合失調症の入院患者を対象に分析を行っていったときにその中を教育効果がみられた患者たちにさらに限定して結果をまとめ論文化し（佐川、2001)、次に効果のみられなかった患者たちに限定して別の分析テーマで結果をまとめ、第２論文としてまとめる場合（佐川、2003)、あるいは、特別養護老人ホーム入居者で新しい生活環境に初期適応できた高齢者（小倉、2002）とそうでなかった高齢者（小倉、2005）というように当初の調査協力者を分析焦点者としては２つに分けて分析する場合のように、柔軟に対応します。M-GTAにおけるこの調整はデータの分析の進行の中で判断していきます。

先に説明したレベル１からレベル５までの比較を振り返ってもらうと理解できるように、M-GTAはインタビュー調査に合致しやすい特性を備えていて、データの詳細にわたる分析を試み、コンパクトに結果をまとめられる方法であり、人を比較対象とする場合よりも、より繊細な分析テーマを緻密に扱うことができます。言うまでもなく、分析焦点者を最初から緩やかに設定すればその中に一定程度多様な人が含まれるので、方法論的限定の仕方如何となります。ただ、慣れない段階では分析焦点者はできるだけ限定しておく方が無難です。この点は分析焦点者の説明箇所でさらに取り上げます。

1-5 M-GTAに適した研究

どんな研究に適しているか

実践的な領域：健康問題や生活問題を抱えた人々に専門的に援助を提供するヒューマン・サービス領域が最適

サービスが行為として提供され、利用者も行為で反応する直接的やり取り（社会的相互作用）のレベル

現実に問題となっている現象で、研究結果がその解決や改善に向けて実践的に活用されることが期待されている場合

研究対象自体がプロセス的特性をもっている場合
ヒューマン・サービスはこの特性をもっている

ここでは領域密着型グラウンデッド・セオリーを生成する場合を前提に、どんな研究に適しているのかを簡単に、確認的にまとめておきます。

現在、GTAについて関心がもたれ、また、採用されているのはご承知のようにヒューマン・サービス領域でして、最初に看護領域が先行し、最近ではソーシャルワーク、介護、教育、臨床心理、リハビリテーション、医学などの領域に拡がってきています。健康問題や生活問題を抱えた人々に援助を提供する立場にある人たち、あるいは、教育活動に従事する人たちがこの研究法に関心を示すのは、実践との関係を考慮すれば自然なことです。自分たちが行っていることが何なのか、まず実態を理解したいという動機

は強いですし、しかも、単に知りたいというだけではなく現実の課題に対しての関心もありますから、解決や改善に向けての方向性も大事な特性といえます。むろん、問題や課題とされていることがらが本当に、あるいは、どのような意味で“問題”であり“課題”なのかどうか、また、仮にそうだとしても誰にとってなのかという批判的な視点も含めてであります。これは研究テーマの意義に関わるところで検討されることになります。

ヒューマン・サービス領域でとくに対人援助の形をとる場合にはサービスが行為として提供され、利用者も行為によって応える社会的相互作用の世界となります。そこはまた、人間と人間の社会的関係性の世界でもあります。別な言い方をすると、これは一方が他方を完全に制御できるのではなく、双方の働きかけ、やり取りによって絶えず変化していく生きた世界であるから、ヒューマン・サービスであっても提供側、専門職側が安全圏にいられる保証はないのです。やり取りにおける一定のオープンさ、不確実さの余地を許容でき、そこに積極的な意味をもたせることができることが、研究に際しても重要です。

スライドで示したようにM-GTAは研究対象がプロセス的特性をもっている場合に適しています。この研究法はとくに人間を対象に、ある“うごき”を説明する理論を生成する方法ですので、研究対象が静止しているのであれば、あるいは、静止させた上ででなければ研究ができないとするのであれば、適しているとはいえません。M-GTAが目指すのは説明力があり予測にも有効な動態理論なわけですので、そのことは今述べたオープンさ、不確実さに積極的な意味をもたせる立場と対応しています。

私たちが経験的に知っているように、ヒューマン・サービス領域にはプロセス性が自然に組み込まれています。例えば看護や医療であれば、患者は健康問題があって検査を受けたり、治療が始まれば、それにより日常生活も影響を受けるでしょう。入院となれば入院中の治療があって、やがて退院になっていくといった展開になります。あるいは、社会福祉領域でいえばさまざまな実施主体によってサービスが開始され、提供され、終了していくという流れがあるはずです。つまり、ヒューマン・サービスであればそれ自体が社会的にある一定の枠組みの中で展開しているのであるから、通常はそれを背景においた上で研究テーマを設定しやすいのです。

1-6 M-GTAで生成するのはどんな理論か

M-GTAで生成するのはどんな理論か

継続的比較分析法による質的研究で生成される

データに密着した分析から独自の概念を創り、それらによって統合的に構成された説明図

社会的相互作用に関係し**人間行動の説明と予測**に関わり、同時に、研究者によってその
　意義が明確に確認されている研究テーマによって限定された範囲内における説明力
　にすぐれた理論（fit and work）

実践的活用のための理論→応用が検証。創造的応用
　応用者が必要な修正をする
　（否定されることも完成することもない、**プロセスとしての理論**）

GTA、M-GTAとはグラウンデッド・セオリーを生成する研究法であり、グラウンデッド・セオリーとはどのような理論かというとGTA、M-GTAという特定の方法によって生成された理論となります。当たり前だと思われるでしょうが、実はこの点は必ずしも適切に理解されていません。

どういうことかというと、GTA、M-GTAの場合には明確な結果像が設定されているわけで、それと切り離して単に質的データの分析方法と位置づけることはできないということです。であるにもかかわらず、そのように理解し実践される傾向があるからです。もうひとつは、この点と密接に関連することですが、結果像、つまり、グラウンデッド・セオリーとはいかなる理論であるのかについて理解が

あいまいであることです。「理論」をどのようなものと考えるかは自分の認識論の明確化を抜きには不可能ですから、この点があいまいであると結果が十分であるかどうかの判断が適切にできなくなります。「理論」についての異なる立場からの批判や疑問に対して無防備に近い状態となりかねない。したがって、審査を受ける論文の場合には、ここをしっかり固めておく必要があります。

GTAが提唱された経緯を振り返れば分かるように（Glaser and Strauss, 1967＝1996）、理論生成への志向性は、どのタイプのGTAであれ、この研究法の原点であり共通特性と言えます。経験的調査と理論とのギャップの克服を目指したオリジナル版は、調査をすることは理論を生成することである（木下、2006）と表現できるほどに理論生成への志向性を強調しています。オリジナル版においてグラウンデッド・セオリーは領域密着型理論（具体理論）とフォーマル理論に大別され、前者から後者への発展的展開の構想などが論じられていますが、すでに考察してありますのでここでは立ち入らないことにします（木下、1999、2006）。

このことはグラウンデッド・セオリーとはどのような理論なのかという問題と密接に関係しています。第１に、グラウンデッド・セオリーとはデータに基づいた（grounded-on-data）理論であり、そこで用いられるデータとは継続的比較分析法により体系的に収集されたものとなります。これが、第１の規定です。その名に表現されているように、データに基づいているということが何よりも重要となります。ただ、これだけですとデータを用いた研究はすべてデータに基づいているわけですからピンとこないでしょう。どのような方法でgrounded-on-dataとするかは1-1（GTAのタイプ別特性）でも説明したように一様ではありません。データの分析方法は分析の根幹ですので、タイプ別に理解しておかないと混乱の原因となります。加えて、grounded-on-dataと言っても、groundedとはどういうことなのか、また、どうしたらその分析ができるのかを適切に理解する必要があります。M-GTAはこの点に関して独自の考え方とそれに基づく具体的技法をセットで明らかにしているので、M-GTAと他のGTAや他の質的研究法とを比較すればより一層理解が深まります。

さて、継続的比較法についてはすでに説明しましたが、データの収集と分析を同時並行の一体の形で進めるのがオリジナル版が提起した立場です。分析の展開にそって目的的にデータを収集し解釈内容を確認しながらコアとなるカテゴリー、あるいは概念を中心に全体をまとめていくとされています。この点もすでに論じてありますが（木下、1999、2003）、このスタイルは基本的に、人を比較単位としフィールドワーク型の研究に適合的です。

これに対して、M-GTAは独自の修正を導入しています。データの収集と分析の同時並行方式を分離し、データ収集は先行し基礎データ（ベースデータと呼びます）とし分析対象としてはっきりと限定します。そして、ベースデータに対して多重的同時並行の継続的比較分析を行います。その上でベースデータでは十分ではない場合に目的を絞った追加のデータ収集を行う。これが基本ですが、ベースデータは予定人数に対して必ず同じ質問内容でなければならないということはなく、分析を同時に始めるのであれば必要と考えられる質問項目を加えていっても構いません。M-GTAにおけるデータと概念の関係を理解すれば、こうした判断は自分でできるようになります。

この修正と関連する重要な点として、理論的飽和化との関係についてここで少し説明しておいたほうがよいでしょう。継続的比較分析の終了に関わる点であり、実際にはデータの収集と分析の同時並行を終結させる判断とされているからです。オリジナル版の方式ではデータの範囲は理論的飽和化の判断時点で確定できることになります。そして、そのためには分析内容の完成度が十分であり、具体的にはデータをさらに検討していっても新たな概念が生成されず、それまでに生成した概念の有効性が確認されるだけという段階と説明されています。つまり、データの収集と分析を同時並行で進めていき、このバランスのところで終結させるということになります。この判断が非常にむずかしいものであることはすでに論じてきました（木下、1999、2003）。ここでは、オリジナル版では使用するデータの内容や範囲は最後にならないと確定できないということの意味をおさえておきましょう。

M-GTAはデータの収集と分析を作業的に切り離しますので、理論的飽和化の判断においても独自の方式を採用します。まず、分析対象とするデータの内容と範囲を限定し、明確に提示します。ベースデータだけの場合もありますし、追加データを加えた場合もありますが、要するに分析に用いたデータの全体が分析者以外の人に理解しやすいように提示します。この判断を方法論的限定として行うわけですが、その狙いは分析プロセスを明示化することで、換言すると、分析に関連する情報開示を積極的にすることで、適切な理解と評価を要請するところにあります。そして、それを前提にして、後ほど説明するように2段階に分けて理論的飽和化の判断をします。オリジナル版の場合、研究者の内在的思考を軸にデータとの関係で解釈が進められることになります。この場合、分析のプロセスを他者が理解することには困難が伴います。対照的に、M-GTAの立場ですと、解釈内容面だけでなく、分析対象とするデータ全体を明示していくので、内容もデータ範囲も、そして、その関係も他者からにみて理解しやすくなります。

ところで、なぜこの修正を考えたかということですが、現実的に実施がむずかしいにもかかわらずオリジナル版で提示された方法論的概念や技法が規範的な意味をもち、その実践方法が十分に明示されていないため結果としてあいまいな研究・分析状況を引き起こしていると判断したためです。とりわけ、インタビュー調査の場合、データのコーディング方法と解釈結果の適切さの確認の仕方などについてこうした問題が起きているため、オリジナル版の基本的な特性は継承しつつも、現実にこの研究法が活用できるように修正が必要と考えたのです。質的データの分析は選択的判断の積み重ねであると何度も述べているのですが、その際、もっとも重要なことは解釈する人間が自分の判断について適切さをチェックできることです。したがって、M-GTAはそこに目的をおいて考案されています。

M-GTAはインタビュー調査だけに適した研究法ではなくフィールド・データなど多様なデータを分析できますが、とくに念頭においているのはインタビュー・データです。この背景には、長期間調査だけに専念できる環境を確保できるのはごく恵まれた少数ですし、協力者の確保や個々人の都合などの条件も入ってくるので、実際には限られた期間と条件のもとでデータ収集をせざるを得ないという現実認識があります。こうした点に配慮せず、修正もせず研究方法、とくに分析方法を規範的に採用すると、当然ギャップが生じます。そして、その調整と説明の負担が研究する人に課せられるという状況は改善される必要があります。研究方法の問題、つまり、道具の問題であるにもかかわらず研究する人間に必要以上の負担がかかる状況はやはり改善すべきだからです。ただし、M-GTAが唯一の研究方法などとはもちろん思っていませんので、目的に応じての研究法の選択は研究する人間の責任となります。

さて、2点目です。グラウンデッド・セオリーとはデータに密着した分析から独自の説明概念を創り、それらによって統合的に構成された説明図であるということです。グラウンデッド・セオリーの「理論」とは客観的に測定可能な要素によって構成されているのではありません。つまり、構成要素還元型のアプローチとは異なり、研究者がデータの意味を解釈し、その結果を統合的に、ということは、重要な要素を明らかにしつつ、同時に網羅的に、コアとなる解釈を中心にして相互に関連づけられてまとめられた説明図です。法則定立型の自然科学における理論は普遍的知識の志向として性格づけられますが、グラウンデッド・セオリーの場合には理論と言ってもそれとは性格が異なり、「理解」を重視したものである点を確認しておきます。

ですから、立場によってはこれを「理論」の範疇に含めるのには異論があるかもしれません。しかし、複雑な人間行動を説明しうる理論の生成は、オリジナル版が提唱された時代と比べても成功してはいないのであって、むしろ、伝統的な科学観に基づく理論とは別のアプローチの必要性は増してきているといえます。とりわけ、人間を対象とし、理解の導きとなる説明をデータに基づいた分析から生成し、その有効性で評価するという立場は、実践を重視する領域においては支持されるでしょう。当然のことながら、何を説明するのかという問いが決定的に重要になります。研究の世界では研究方法、分析方法が適切に実行できたかどうかに評価の比重が偏りがちですが、同時に、研究の内容についても評価されるようになるべきです。M-GTAは、社会的活動としての研究という立場にたちます。時間的にも空間的にも規定されたある社会的状況、社会的場面と研究上の問いとの関係を重要と考え、それを【研究する人間】という捉え方で明確に論じています。そして、研究結果はこの関係を介して現実に戻されるので、その回路が確保されていることになります。

言い換えると、自然科学的理論は一定の条件が満たされればそれ自体として成立するのに対して、グラウンデッド・セオリーはどんなに優れた理論として提示されてもそれ自体では不十分なのであって、それを理解、評価、応用しようとする、最低でももうひとりの人間とセットで成立するということです。この人間が報告されたグラウンデッド・セオリーと自分のいる社会的状況や場面の特性との調整、理論への独自修正を行うことで、応用のための最適化（best fit）を図るのです。この後でM-GTAにおける3つのインターラクティブ性について説明しますが、これはそのひとつである、研究結果をめぐるインターラクティブ性にあたります。

少し周辺的なところから説明しましたが、グラウンデッド・セオリーはすべての場合に当てはまる理論ではないということです。データ提供に協力してくれた人たちのすべてに当てはまる理論でもありません。学会でM-GTAによる研究報告に対して、分析結果であるグラウンデッド・セオリーはデータ提供者全員に当てはまるのですか、あるいは、年齢、性別、当該経験年数などの違いを挙げてそうした点が結果に反映されていないのではないかといった質問がされることがあります（補足すると、グレーザーが明確に述べていることですが、基本属性であってもデータ解釈上意味がなければ取り上げられません）。グラウンデッド・セオリーがどのような理論であるかが理解されていないとこの種の質問は自然に出てきます。そのときに、報告者である自分も理解があやふやですと、的確な答えができません。限られた時間内で簡潔に説明するのは誰にとってもむずかしいですが、そのことと質問に対して答えられるかは次元が違います。M-GTAの考え方と分析方法を学んでいくと、なぜすべてに当てはまることがないのか、また、そこに積極的な意味があることが理解できます。

M-GTAでは分析テーマと分析焦点者の観点からデータを分析していくのですが、その結果はすべての場合を説明できないし、また、それを目的ともしていないからです。この２つの観点に照らして重要な部分が捉えられていて、同時に相互に関連付けられて全体として網羅的にまとめられているかどうか、そして、分析テーマとの関連で重要なうごき、変化が捉えられているかどうかがポイントになります。とても重要な点なので、例を挙げてみましょう。第

２部で、高齢夫婦世帯で要介護の妻を在宅介護している夫を対象にした研究の分析を解説しますが、その分析結果はこうした状況にある老いた夫に等しく当てはまるのではなく、人による多少の差異はあっても理解と予測の導きとなる内容であるというのがグラウンデッド・セオリーなのです。

よろしいでしょうか。分析結果が何を説明しているかというと、こうした夫たちが経験している日常的な世界の特徴です。すべてのケースを説明しているのではなく、特徴的な点を概念間の関係のまとまりとして提示してものです。したがって、問題は、特徴的な点が網羅的に中心となる解釈を軸に関連付けられてまとめられているかどうかとなります。ちょっとうがった言い方になりますが、人間が経験している複雑な世界についてどのような理論であれそれにすべての説明を求めるのは無理があるのであって、その理論を導きとしてどこまで、何が理解できるのか、そして、それは誰にとってなのかという問題だと考えます。提示されたグラウンデッド・セオリーについて「できない」の視点からではなく「できる」の視点が評価のためにも、実践への活用のためにも求められているのであって、そこを確認した上でその理論が説明「できない」部分に関しては、先ほど理解、評価、応用の人間がセットだという言い方をしましたが、この人間が調整したり修正していくという位置づけです。

関連して、よく質問のある点についてここで触れておきます。調査協力者と分析焦点者の関係と、結果であるグラウンデッド・セオリーの説明可能範囲に関してです。第2部の例ですと、調査協力者は複数の訪問看護ステーションの紹介で協力依頼し、参加に同意してくれた21名の男性たちです。実際にインタビューに応じてくれた人たちで、訪問看護ステーションに紹介を依頼したのは調査計画上の理由からではなく協力者を得るための現実的な選択でした。ただ、この紹介ルートでは他の場合と比較して要介護の妻の医療ニーズの高さが考えられます。分析焦点者は介護者である高齢の夫、となります。分析テーマは夫による介護プロセス、です。分析テーマは最終的にはデータ内容を概観して確定しますが、研究テーマを絞り込んだものであり、分析焦点者も基本的に研究テーマと分析テーマから規定されます。そして、グラウンデッド・セオリーの説明可能範囲、別の言い方をすれば、一般化可能範囲は基本的に分析焦点者に対応するという考え方です。

この場合、まず調査協力者と分析焦点者の関係に関して判断が必要となります。どういうことかというと、分析焦点者に対して実際の協力者の方が多様な構成となるということ、これが第1点。第2点としては、ある程度の多様性がないと分析結果が限られた範囲になってしまうという問題で、このバランスについての判断です。例を続けると、調査協力者が介護している妻の要介護度、その状態には軽重のバラツキがありますし、身体的ニーズだけでなく認知症（アルツハイマー病）の人も含まれています。要介護度をだいたい同じに限定するとか、身体的ニーズの場合だけにするとか、あるいは、認知症に限定するとか、研究テーマ如何によって調査協力者と分析焦点者をできるだけイコールの関係とすることもあるでしょう。この判断は研究テーマとの関係で行います。一方、細かく限定しようとしても現実に協力者が得られない、得にくいということもおきます。いずれにしても、分析焦点者に対して実際の協力者は多様になるものです。そうすると先に少し触れたように、分析結果であるグラウンデッド・セオリーへの反応として、介護度によって違うのではないか、身体介護と認知症介護の場合とでは違うのではないかという疑問が出されるでしょう。これも理解できることです。では、こうした疑問に対しては、どのように答えたらよいでしょうか。

介護度による違いや、身体的介護あるいは認知症介護という特定の要介護状態と夫による介護の関係に研究的関心が明確にあるのであれば、こうした条件のもとで協力者を得ていくことになるし、対照的に、高齢夫婦という居住形態において夫が妻を介護しているという現象の理解を研究的関心とするのであれば妻の状態が多様である方が幅広く理解できるでしょう。自分が何を明らかにしようとして研究しているのかを確認して、判断します。

次に、グラウンデッド・セオリーと一般化可能性の関係についてです。分析焦点者を狭く、厳密に限定すれば、それに応じたピンポイント的な説明範囲となり、逆に、ゆるやかに設定すれば多様な場合について説明力をもたせようということになります。第2部の例では後者のタイプになります。つまり、妻の要介護度がいろいろであっても、また、身体的介護だけでなく認知症介護であっても、おそらくはかなりの程度当てはまるであろうという判断に立っています。

ここまでが基本的な考え方ですが、よろしいでしょうか。実際には現実的な制約もあるので、できるだけデータに対応する方向で調整することになります。データの範囲をどこまでとするかの判断もありますし、分析焦点者の設定も絞り込むときもあれば拡大する場合もありますし、2つに分けて明確化することもあります。基本的な考え方を理解すれば、こうした調整は自分でできます。

さて、先の疑問への対応として、もうひとつの方法があります。それはM-GTAにおけるデータの分析方法を説明することです。詳しくは後ほど当該項目のところで述べるので、ここでは要点だけとします。事例研究のように個人を単位としてデータを分析するのではなく、M-GTAではすべてのデータは一体のものとして分析していきます。1人目のデータを分析したら、そこまでの結果をもとに2人目のデータへと進みます。解釈の観点は調査協力者ではなく分析焦点者ですので、協力者が誰であるかは分析上重要なことではないのです。

スライドの３点目は、社会的相互作用――人と人との直接的、対面的やりとり――に関係し人間行動の説明と予測に関係しているものであること。これが前半部分で、後半は研究者によってその意義が明確に確認されている研究テーマによって限定された範囲内における説明力に優れた理論です。後半の方から説明しましょう。生成する理論の適用範囲に関わるところです。意識的に課題設定して、データの範囲も限定的に設定して、自分が分析対象にするデータを明らかにした上で、データから言えるギリギリのところまで解釈をするということです。ですから、いろいろと限定をはっきり入れるというのは、マイナスの意味ではなくて、自分の解釈の結果にきちんと説得力を持たせるために積極的意味を持つ設定です。だから、方法論的限定として用語化しているのです。限定をはっきり入れることで、何を含め、何を含めないかとかの選択的判断をするのです。そうやって自分の立てたテーマに対してのひとつの結論を得ていくのです。そうすると、例えば数量的研究であれ他の質的研究であれ、この方法以外の方法を使って同じテーマに対して行われた研究結果と比べて、自分の結果が説得力を持てればよいのです。そこで勝負したいわけです。

よろしいでしょうか。数量的研究ではデータを提供するサンプルの母集団に対する代表性を拠り所にするのですが、M-GTAでは自らの判断で限定を導入しながらその範囲内で徹底した解釈を行います。限定化を防御ではなく積極的に位置づけます。だから、grounded-on-dataであることは分析にとっての安全装置だと述べましたが、限定を明示的に導入するのはgrounded-on-dataの解釈をするときにそのデータを誰からみてもわかるように示していくということです。データの限定化をM-GTAではとくに方法論的限定のひとつの具体的形であると位置づけます。

別の角度から説明しましょう。調査と分析における限定化がその研究の限界を意味するのではないということです。限定と限界は違います。限定化は分析を緻密に徹底して行うために必要な判断と作業であって、分析結果の水準を担保するためのものです。結果であるグラウンデッド・セオリーは分析テーマと分析焦点者を介して、そして、理解し応用を試みる人による最適化の修正や調整を経て、活用されることになります。先に述べたように、この部分が分析結果の一般化可能性となります。このことと、その研究が限定した範囲でした有効ではないという意味での限界とは違います。M-GTAによる論文などで最後に限界や課題として、限定した範囲内でしか説明力をもたないといった記述がみられますが、適切ではありません。分析上の作業である限定化が研究にとっての限界であるとすれば、一体何のために行われたのでしょうか。論文での限界や課題の記述とは、所定の方式がありながらも十分展開できなかった点であるとか、今回の結果をさらに発展させる上で重要な点についてでしょうから、そこで何を書くべきかを検討してください。少なくとも、多大な労苦を費やして行った自分の研究を論文の最後で自分でひっくり返すようなことのないよう注意しましょう。

さて、M-GTAのこの考え方にたつと、次の点に留意が必要であることがわかります。自分が分析に用いたデータで十分かどうかの判断についてです。M-GTAでは分析対象とするデータを限定し、その判断を明示していくのですが、そこに調整の余地があるとすれば自分が設定したデータの範囲をもっと広く取るべきかどうかという問題です。主要な概念のワークシートがどの程度完成されているかどうか、論理的に想定される概念の可能性が十分検討されたかどうか、分析結果全体の統合の度合いから判断することになりますが、最終的には追加のデータ収集を行うか、データとの確認作業が十分とはいえない部分に関してはその事実を述べた上で発表するかの選択になりやすい。追加のデータ収集ができるかどうかの現実的な問題もあるでしょう。

先ほどの話で言うと、比較の作業は比べるものがあれば簡単だけど最初に比較の材料を作るのは大変というのと似ているのですけど、最初から限定をはっきり決めておけばその後の調整判断はしやすいのです。そこを逆にあいまいにしたままスタートすると、どこまでの範囲を自分が本当にやろうとしているのかの判断が難しくなってします。フィールドワークで１年も調査地に住み込んで調査ができれば話は別ですが、コンパクトな調査の場合には限定をはっきりしましょうということです。

では、スライドのこの項目の前半を説明します。「人間の行動の説明と予測に関わる」ということの「説明」まではお分かりなると思いますが、ここでのポイントは「予測」です。グラウンデッド・セオリーが予測に有効であるとは、どういうことなのか。予測に有効であるかどうかというのは研究が終わり論文が発表された段階ではわからないわけです。大事なことは、研究結果が分析に用いられたデータに対しての説明力だけでなくて、似たような社会的場面に戻されたときにそこでどの程度、説明力として有効なのか、相手がどういう反応になるのかをある程度予測できるような力も期待されているということです。

この方法の善さは研究が論文の発表で完結できるのではなくて、研究結果がそこからさらに現実の場面に引き継がれて試される、つまり応用されることが検証にもなるというプロセスに位置づけられるということです。これは、研究のあり方について非常に斬新な立場であり、強調してもしすぎることのない特性です。

予測の有効性まで検討してから論文として発表すべきではないかという見方もあるかもしれませんが、もちろんありうることではあります。しかし、実際には分析とは異なる性質の作業になるので、そのために必要となる時間的なことも考慮すると、まずは結果を公にし、その内容の評価を自分を含めできるだけ多くの人が関われる、社会的な広がり世界に委ねてよいと考えています。

ここで言うプロセスの意味が理解できると、次のことがわかります。グラウンデッド・セオリーとは決して否定されることのない理論であると同時に決して再現されることもない理論であるということです。全てに当てはまるのではない。次のスライドで詳しく説明しますが、この理論は応用者によって常に修正を加えながら使われていくという意味で、継続的、プロセス的な展開に置かれることになります。そこで重要なのは、応用といってもそのまま当てはめて、当たっているとか、外れているとか、その適否をみるという意味での応用ではなく、応用する人間が自分のおかれている状況特性を取り入れながら、修正を施しつつ活用していくという展開になります。どんなに優れたグラウンデッド・セオリーであってもそれだけで“仕事”はできないわけで、必ず主体的行為者として応用する人間が必要なのです。理論は重要な要素は網羅的に関連付けていたとしても、2つとして同じ社会的状況、場面はないのだから、その部分は応用者が調整するしかないのです。だから、応用は検証であるだけでなく修正になるのであり、応用者にとって創造的な作業となります。M-GTAが実践の理論化として強調している点です。

ですが、応用が検証になるというこのプロセスは、現状ではまだ実現されているとは言いがたい。日本だけでなくおそらく外国でもそうではないかと思いますが、GTAにしろM-GTAにしろ、質的研究法の具体例として関心がもたれているのであって、研究結果が論文として発表されるところでとまっているとみるべきでしょう。ひとつの研究結果が実践現場に引き継がれていく、言わば“結果から始まるプロセス”がこの研究法には組み込まれているのですが、まだ未開拓の状態です。

しかし、そこまで展開しないと途半ばでしかない。M-GTAを用いた理由として多くの論文が実践との関係を重視したとか、研究結果の実践への活用を可能とする研究法であることなどを挙げているが、単なる記述で終わる話ではないので、そうした記述はむしろ当該研究者による実践への活用に向けた責任表明と理解されるべきでしょう。そこまで広がらないと、M-GTAは存在価値がないと言っても過言ではありません。ヒューマン・サービスの領域は実践を抜きには成り立たないという強みをもっているわけで、研究者と実務者が協働してこの課題に取り組んでいってもらいたいと期待しています。

1-7 M-GTAにおけるインターラクティブ性

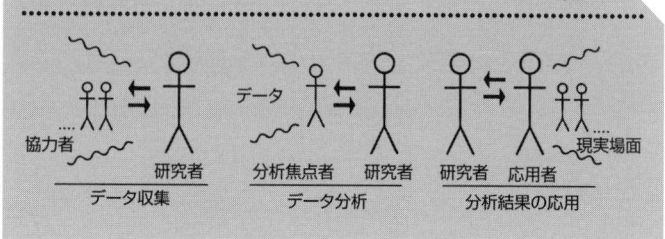

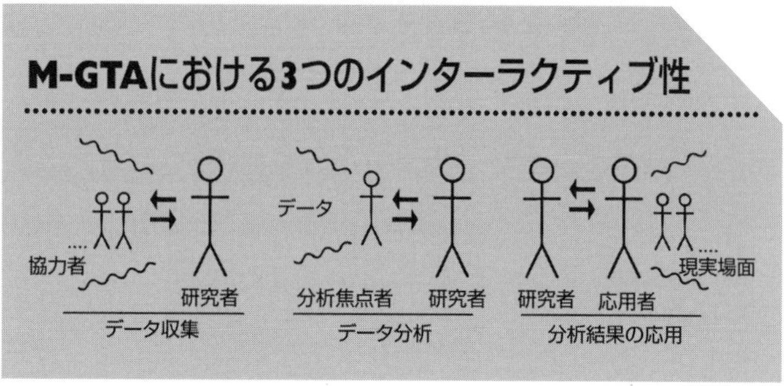

ここまでの説明の中でM-GTAにおけるインターラクティブ性について触れてきましたが、質的研究法としてのM-GTAの基本的位置づけ、認識論的基盤に関わる重要な特性ですのでこの図で説明しておきます。とくに近年、質的研究方法への関心が高まりをみせていますが、そこには伝統的な科学観に基づく研究に対して、また、社会科学を含めての研究者のあり方への反省的態度が底流としてあると考えられます。そこから認識論のレベルでの主義主張やアプローチとして論じられているわけでして、例えば実証主義、ポスト実証主義、批判理論、構成主義など（Lincoln and Guba, 2000＝2006)、ポスト・モダニズム、あるいは、ライフヒストリー法に限っても解釈的客観主義アプローチと対話的構築主義アプローチ（桜井、2005、29）などが参

考までに挙げられますが、いきなりこれらを理解するのは難解で大変ですし、ある程度の継続的学習を経ないと自分の立場としてもはっきり選択できないと思います。研究法を学びつつ自分にとっての認識論の基盤を形成していくのはなかなか大変であるが、それだけではなくて、むずかしさの一端はこうした主義主張、アプローチの学習の場合にはその中のどれかを選択するという形になりやすいために、仮にそれらから抜け落ちている視点があっても気がつかないということにある。つまり、どれかの立場の選択の問題として捉えるのではなく、研究者としての自分の立場は自分が築くものであると考えればよいのです。

回りくどい言い方になりましたが、要するに、特定の立場に合わせるのではなく、自分の考えをはっきりさせ、それに最も近い立場を納得できるところで取り入れ、さらに自分なりの修正や追加をしていけばよいということです。研究の経験を重ねていく中で、段々に確立していけばよいのです。

さて、この図は単純ものですが、M-GTAの基本的立場を理解しやすく示しています。実はそれだけでなく、この図を用いると他の研究法あるいは認識論的立場を理解しやすいので、参考にしてください。

まず、主要な特性が２つあります。第１に、研究をデータ収集段階、データ分析段階、そして、分析結果の応用の３段階に分けるという考え方です。第２は、それぞれの段階において研究する人間を他者との社会関係に位置づけるという考え方です。この２つの組み合わせにより独自の立場が設定できます。なぜ、この２特性なのか疑問に思われるかもしれませんが、これまでにM-GTAの基本特性として述べてきたことを図に表したものです。社会的活動としての研究の視点を強調しているのですが、この点からは研究活動と現実世界との関係が重要となります。研究活動をそれだけで成立するという立場はとらないので現実との関係で考えることになるわけで、その接点は一方ではデータ収集、他方では分析結果の応用のところとなります。とくに、これまで説明してきたようにM-GTAは実践との関係を強調しています。問題解決型、課題解決型の研究に適している研究法であり、同時に、研究結果の実践的活用を重視する研究法であるからです。もちろんすでに指摘したように、問題や課題をどう捉えるか、活用とはどのような意味においてかをめぐる議論はありえますが、それを含めて基本的な立場はこのようになります。研究が研究者の世界だけの活動となることの問題については質的研究方法を始めとして研究方法に関する議論の中で確認されているのですが、データ収集と分析の段階に偏る傾向があり、分析結果の応用段階についてはほとんど議論がありません。

ヒューマン・サービスの領域がなぜ重要かというと、実践を抜きにはできないので自然な形で研究がこの３段階を経ていくことになるからです。ヒューマン・サービス領域にとって重要なだけでなく、そうした研究の展開は社会科学系など他の領域に対して、新しい研究活動のあり方を提示していくという、ヒューマン・サービス領域を超えた可能性を示すことにもなります。そして、この文脈で、質的研究法が重要な役割を果たせると考えています。このことを逆に言えば、ヒューマン・サービス領域でありながら研究がデータの収集と分析の段階だけで研究者の世界だけに閉じていくとすれば、好ましいとは言えないでしょう。その傾向がみられないわけではないと思います。

すでに気がついたかもしれませんが、３段階と言ってもデータ収集から分析結果の応用までの一方向ということではありません。研究と現実世界との関係は、応用から研究計画に発展してデータ収集の段階へとつながる循環的、あるいは、螺旋的と言った方がよいかもしれませんが、一種の運動的なうごき、プロセスの中に位置づけることができます。

第２の特性はインターラクティブ性、相互関係性で、これはどういうことかというと研究する人間をそれぞれの段階において社会関係の中に位置づけることを意味します。M-GTAについてのこれまでの説明で、社会的活動としての研究を行う人間として、また、意味の選択的判断であるデータの解釈を行う主体として【研究する人間】の視点を強調してきています。それを図に示すと、このようになります。研究が現実世界との関係で位置づけられることに対応して、研究する人間も研究者として独立した存在ではありえないという立場です。研究者はその研究において一定の社会関係に言わば“ロック（lock）”される、もっと積極的に言えばロックするという考え方です。段階ごとにみれば、データ収集段階では調査に協力してくれる人たちと研究者との関係があり、結果をまとめた先にはその内容を理解、評価、そして、応用してもらう相手の存在があります。協力者と応用者は現実にいる人たちとなります。

対照的に、データ分析の段階の他者である分析焦点者は実在するのではなく、解釈のために設定される視点としての他者です。内的他者です。実際の協力者を抽象的に設定したのが分析焦点者という関係になります。M-GTAはデータはデータとして研究者に対して外在的に設定することで分析プロセスを示していきます。そして、分析焦点者を設定し、データを解釈するときにその人からみれば、あるいは、その人にとってはどういう意味になるのかという視点から検討していきます。研究者が自分の視点だけでデータの解釈をするのではなく、他者である分析焦点者を介してみていきます。図に示された研究者はすべての段階を通して同じ人となります。実際には、研究者自身がデータ収集をできない場合もありますが、同じ人であるのが基本です。具体的な【研究する人間】となります。

インターラクティブ性は研究者の特権性に対する反省的態度を具体的に実践する考え方と理解してください。研究の特権性に無自覚で、結果としてそれを行使する危険は常にあるわけで、そうならないためにインターラクティブ性の確認はどの研究であれ、また、いかなる研究法をもちいるとしても重要です。しかも、社会関係に研究者を組み込んでいますから常に明確な他者の存在が視点の中に置かれます。態度の表明としてだけでなく研究において実践しやすいように技法化したわけで、M-GTAの独自の工夫です。

研究者との社会関係に置かれる他者の側についても確認しておいてください。当事者による研究のように協力者の側にいる人が研究者になることもありますし、分析結果の応用者がサービス提供の実務者であることもあればサービス利用の当事者の場合もあります。共同研究であれば、当然研究者は複数になるしその背景も異なることもあるでしょう。つまり、インターラクティブ性にはある程度のバリエーションがあるということです。

次に、それぞれの段階とそこでのインターラクティブ性について、もう少し詳しく考えてみましょう。まず、データ収集におけるインターラクティブ性ですが、ここでは研究者とデータ提供者との関係、語られた内容、観察したことがらをデータという形に置き換えるところでの相互関係性です。データ自体についてはすでに論じてあるので、要点だけまとめます（木下、1999、2003）。データは研究遂行上不可欠であるが、数量的であれ質的であれデータとはそもそも不完全なものです。一方では、研究対象とする現実をできるだけ忠実に反映したものであることが期待されますが、それが完全に行われることはありえないですし、他方では、数量的研究法に特徴的なように分析方法からその形態が規定されるものでもあるのです。この確認がまず必要です。研究の内容よりも分析方法を重視する傾向が強いのですが、そうするとデータ自体の不完全性を見逃しがちになります。言うまでもなく、質的データはデータが現実をより忠実に反映できることを重視する立場と共に、研究対象が多様性や複雑さを特徴とする場合に適しています。半構成的面接法がたいてい用いられますが、インタビューガイドをもとにできるだけ自由に語ってもらい、ディテールの豊富な内容を確保しようとするためです。協力者の述べたいこと、経験したことなどディテールの豊富さもこれにより確保されます。それでもデータ自体の不完全性は残るので、そのことは認識しておく必要があります。

数量的データはもっと乱暴に現実をデータの形に置き換えるわけで、データ化の段階で回答者の負担が大きくなります。ただ、それによりさまざまな解析法で分析を行うことができます。対照的に、質的データは、インタビューであれば直接話してもらえるので詳しい内容が確保できます。しかし、負担は分析者に重くのしかかることになります。よろしいでしょうか。

近年、社会調査におけるデータについてその性格をめぐる議論がなされています。とりわけ、ライフストーリー、ナラティブ・アプローチ、アクティブ・インタビューなどの場合のように、語られる内容自体が語り手と聞き手の相互作用の結果であるという見方、その内容が共同生成的であることが主張されています。研究者に対して、ということはインタビューへの協力者に対してもとなりますが、データという位置づけをすることに対して異論が出されます。両者に対して分析対象として外在化するという設定ではなく、一回性の両者による生きたやり取りの実践として理解されるべきという立場になります。こうした立場はありうると思います。この図で言えば、研究者と協力者の社会的関係の内容に関わることになります。

M-GTAはデータの基本的特性を踏まえた上で、データはデータであるという立場を取りますが、それはデータの共同生成的性格を否定するからではありません。ただ、積極的に共同生成的性格を活かすというわけではありません。インタビューという直接のやり取りに内在するダイナミズムとしてはそうした要素はあると考えます。そうすると、共同生成的でもあるデータを参加者である研究者がどのように分析できるのかという問題が提起されます。これに対してM-GTAは思考の言語化、自明的知識の意識化の徹底と、分析作業に社会関係を導入し分析焦点者という内的他者を設定することで対応します。そして、分析の結果を応用者を介して現実世界に戻していくので、共同生成的性格は最終的には新たな社会関係において調整されると言えます。

例えば、共同生成性を重視する立場ですと、得られた内容（データ）をどのように解釈し、記述するのか、誰に対して報告するのか、その内容の検討、あるいは検証はどのようにおこなわれるのかといった課題がでてきます。また、その一連の過程で研究者と協力者はどのような役割関係となっていくのでしょうか。M-GTAと比較してみてください。

関連する議論をもう少し進めると、GTAおよびM-GTAは、繊細な質的データであるにもかかわらずその大事な部分を捨象してしまうので質的データの特徴を活かせない方法ではないかという批判的な反応があります。オリジナル版は1960年代の時代的制約がありますが、ストラウス・コービン版もグレーザー版もこの点に関して正面から応えてきていないと言えます。グレーザー版では明確であるが、ストラウス・コービン版では黙示的でしかない、素朴な客観主義となるでしょう。ナイーブな立場です。

M-GTAは３つのインターラクティブ性と研究者を社会関係にロックするという設定で独自の認識論に立ちます。解釈主義的であり、データの関係では客観主義的でもあり、経験主義的であって、プラグマティズム的でもあると言えるのですが、どれかひとつで規定できません。おそらくこうした主義主張ではうまく納まらないように思います。ですので、この図を理解してもらえばM-GTAとしてはそれで十分なのです。

さて、次のデータ分析の段階についてです。M-GTAではインタビューの場合であればデータとして逐語化したところから始まります。そこからは、研究者とデータの関係に切り替え、分析作業は研究者自身の責任において行います。分析に入る前にデータ化した内容を協力者に戻して確認してもらうという手続きは望ましいですが、分析自体には協力者は直接は参加しません。分析に参加する場合には協力者ではなく共同研究者という位置づけになります。また、分析結果を発表する前に協力者あるいは関連する立場にある人たちに報告して反応をもらうことも具体的な確認方法として検討されてもよいでしょう。ただし、あくまで自分の分析結果の確認のための方法であって、反応は評価とは違います。この点、混同しないよう注意してください。

最後の分析結果であるグラウンデッド・セオリーは図にあるようにひとつの社会的関係とそこでの相互性の世界に委ねられていくことになります。ここで示している応用者が誰であるかが重要になるのですが、一義的には実務者が想定されます。研究結果はここで現実の世界とつながるのです。まず、この点を確認しておきます。

その上で、もうひとつのレベルとして分析結果を誰がどのように評価すべきかという問題があります。研究論文としての評価が問題となる場合には図で応用者としているところに審査員あるいは査読者が入ることになります。

では、それぞれに求められる要件は何でしょうか。

M-GTAは、次のような主張をもっています。第1に、実務者であれ、研究論文の評価者の立場であれ、専門的研究者であれ、もっとも求められるのはその研究と結果について関心をもっていることです。一般論としてではなく、積極的な意味で関心をもっているということ。これを抜きに、意味の解釈の結果は理解も評価も、したがって、応用も、修正もできないのです。換言すると、内容に関心がなければ分析の方法だけを評価することになり、それはバランスの取れた評価にはならないのです。この点はとくに研究論文としての評価の場合に当てはまります。

第2には、報告された内容に説得力を感じられるかどうかという問題です。論文としての評価基準についてはすでに論じてあるので（木下、1999、2003）、ここではその詳細は繰り返しませんが、ここでは次の点を指摘しておきます。読む側が「なるほど」と思えるかどうか、つまり、第1リアリティ感（分析者）に対応させて言うと、応用者、評価者の側に第2リアリティ感が成立するかどうかです。内容に関心を持っていることはこの前提条件になります。研究の場合には分析結果の応用の現実展開の変形として、分析結果をもとに新たな研究へと循環していく展開も考えられます。ひとつのバリエーションと言えます。

応用の方は現実世界につながっていくのでグラウンデッド・セオリーの評価は実践においてなされていくのですが、理解と修正が応用のプロセスに組み込まれていきます。ところが、研究論文としての評価では、今述べた２つの点だけでなく、その結果がどのような形で、どの程度、実践とつながっていけそうであるか、論文の著者はその点についてどこまで記述しているのかといったことを言わば想定的、予測的に考え、それを評価に含めていくという複雑な判断を要請されます。このように考えることで、学位論文の審査や投稿論文の査読のような研究論文の場合であってもここで説明してきた３つのインターラクティブ性を循環的、螺旋的プロセスの中に組み込むことができるのです。

1-8 分析上の最重要点

分析上の最重要点

解釈（字面ではなく、その奥にある意味を読み取る行為）
≠ 手順に従うこと、 ≠ 整理、分類
解釈の2つのダイナミズム
→データから概念生成の作業（分析ワークシート）
→概念間の関係、カテゴリー生成作業での（非連続的）着想
理論の生成よりもgrounded on dataが優位
データよりも生成した概念が優位
概念を創ったら例示用を除きデータは捨ててよい。何故？
分析結果は、生成した概念と概念の関係（カテゴリー）そして例示部分によって提示する
頻度や人数での度数的結果提示はしない。網羅性が優位

次に、分析上の最重要点で大事な話になります。まず、質的な分析ですからデータの意味の解釈になります。しかし、分析としての解釈とは何であるかは、実はよく理解されていないように思います。単に意味を考えればそれが解釈だという素朴な見方もあるかもしれませんが、分析法としてはもっと的確な説明が必要となります。

解釈というのは、どういう作業かというと、データの字図ではなく字図の奥にある何か、それも個別な意味というよりも関係としての意味のまとまり、ウェーバーやギアーツの表現を借りれば“意味のくもの巣”を読み取ろうとすることです。例えば、データを見ていったときに、自分の

研究テーマにピッタリ当てはまる発言があったりする。そうすると、「これだ！」と思いがちなのですが、解釈とはキーワードを拾い集めることではないので、そうしたときにはむしろ「ちょっと待てよ」という注意が必要です。特定の言葉、発言がきっかけになるかもしれませんが、最終的に明らかにしようとするのは今までになかった何かであり、自分が時間と労力をかけて明らかにしていくものです。それなりの作業経過があって、最終的にたどり着けるものだと考えてください。

データを簡単にラベル化するのはデータを字面でみるだけでなく、その上に自分がキーワード化するわけなので、作業的には明快ですが深い意味の解釈のためには有効とは思えません。また、grounded-on-dataの分析とは、データから簡単に離れるのではなく慎重に、多角的に検討した上で解釈を行い、そこでデータは捨てても良いと思えるくらいの判断として初めてデータから離れるのです。すでに説明してありますし（木下、2003）、本書の関連項目でさらに説明を加えているように、M-GTAの分析方法はこの考え方を具体化してあります。ラベル化により簡単にデータから離れ、今度はラベルの比較からまとめていく方式ですと分析過程でデータからはなれていき、groundedな作業が間接的になってしまいます。

つまり、データをただ手順が決まっていたらその手順どおりにやれば内容のある解釈になっていっているかというとそんな保証などないのです。このことも間違える危険が大きいところです。手順にしたがってデータを整理したり分類したりしても大事なことはその行為自体ではなくて、その人がそこにどういう意味を読み取ろうとしているかなのです。

自分は字図の奥にある何かを分析全体を通して明らかにするのだ……そのくらいに課題を設定して取り組まないと質的データの分析には適さないと言ってもよいでしょう。答えがすぐに、データをぱらぱらみていけば出てくるのだとすれば、もう一度研究計画自体に立ち返って検討した方がよいです。

とはいえ学習を始めたばかりのときや初めて研究を行う場合、とくに質的データは数量的データと違い、どこから、どのように分析していったらよいのか最初は戸惑います。不安になります。そのため、そこは少しでも早く通り過ぎ、分析が開始できるようと考え手順を示す方法に吸い寄せられるものです。M-GTAはデータを分析対象として外在的に限定し、その上での作業手順を明確化していますが、ここで強調しておきたいのはその側面ではなく、最初の戸惑いや不安は極めて自然な反応であり、その経験を自分の中にとどめておくことです。なぜなら、どのような分析方法を用いたとしても質的研究にあっては自分の選択的判断の積み重ねとなるから、程度の差こそあれ戸惑いや不安は最後まで残り続けるからです。迷いながら判断していくことの健全さを確認しておきましょう。なぜ健全かというと、常に再検討の余地を残していけるからです。思考の言語化を心がけることで自分の解釈が自分でも気付かない思い込みによって恣意的にブレることをチェックできるからです。

ところで、M-GTAについてこれまでいろいろと検討してきてわかってきたこととして、データから意味を読み取る作業、つまり、解釈には２種類のダイナミズムがあるということです。仮に第１ダイナミズムと第２ダイナミズムと呼ぶとすれば、第１ダイナミズムとは分析ワークシートを用いてデータから説明力のある概念を生成していく作業に関係します。詳しくは当該箇所で説明しますが、データのある部分に着目し、それをひとつの具体例とする概念を考え、意味を定義していくという流れ。ワークシートを立ち上げると、類似例と対極例の視点からさらにデータをみていきながら概念の完成度を上げていくのですが、このときの解釈上のアイデアがいろいろと検討され、その具体的な内容はワークシートの理論的メモ欄に記録されていきます。つまり、具体例と概念との間での対応関係が分析の基礎作業であり、データ全体に対して継続的に進めていきます。オープンコーディングの段階です。

この作業を進めていきながら、同時並行で、概念と概念を個別に検討し、カテゴリー（概念間の関係）を構成し、さらにコアとなる候補の検討へと抽象度を上げながら比較を続けていくことで全体の結果をまとめていくと考えていました。むろん、これはこれで間違いではありません。第２ダイナミズムという言い方をするのは、こうした一連の作業の奥に、もうひとつのダイナミズムがあるのではないか、そして、その作動如何によって最終的な分析結果の説明力に違いが出るのではないかという仮説です。例えば、グレーザーはストラウス・コービン版を痛烈に批判する中で、事前に考えておいた概念枠組みをデータに押し付けて（forcing）解釈するのではなく、データを忠実にみていけばその意味は「浮上（emergent）」してくるということを再三にわたって強調しています。グレーザーの主張はこの一点に尽きるのですが、ここで考えたいのは彼はどのような意味で「emergent」という言い方をしたのかということです。浮上するというのは分析のまとまりとなる、あるいは、柱となる解釈がはっきりしてくるという意味ですが、彼は自分がいっているようにやればそうなるんだ、それを信頼せよと述べているのですが、それに対して、ストラウスとコービンが90年代に言い出したのは、マトリックスのような枠組みを参考にしながら個人のレベルから国際的なレベルまで照らし合わせてみていかないとできないのではないかということです。

別の観点からいうと、オープンコーディングから選択的コーディング（ストラウス・コービン版ではこの間に軸足コーディングが入る）への移行をどのように理解したらよいのかという問題です。M-GTAではオープン化から収束化という言い方をしますが、どのタイプであっても解釈の可能性を広く検討していくオープン化から始め、収束化へとシフトしていくということ、ただ、それが段階的にシフトするのではなく重なり合いながら後者へとシフトしていくと考えるところは共通しています。そして、コーディングが選択的であれ軸足から選択的であれ、あるいは、収束化であれ、分析をまとめていく方向付けに深く関係するのが理論的サンプリングと呼ばれる方法である点も共通している。目的的にデータを収集したり確認していく作業です。比較法により理論的飽和化までその作業を進めるわけで、少なくとも作業の流れとしてはこの理解でよろしいでしょう。

ここで第2のダイナミズムという言い方で考えたいのは、こうした作業の流れではなく、そのときに分析者が分析結果の柱となっていくようなアイデアを着想することがあるのですが、それはどういうことなのかという問題です。作業をしていて自然に着想されるというよりも、非連続に着想が得られるということです。emergent（浮上）という言葉はイメージ的にはあっているように思えます。発想法とかabductionとは何かという問題とも関係しているようです。

M-GTAに即して、もう少し説明してみましょう。同時並行で概念を生成しながら、概念間の関係を見比べて検討していきます。つまり、データから概念生成を行う最初のレベルよりも抽象度の高いところでの比較をしていく。まとめの柱となるような大きな着想というのは概念と概念の比較のレベルからカテゴリー間比較のさらに抽象度を上げたレベルでの検討から起きてきているような気がします。これもむずかしいことではなくて考えてみれば当然なのですが、さっき言った、比較というのは何と何を比較するかという、比較のレベルがだんだんデータから概念へ、そのレベルではデータから具体例（バリエーション）、類似例とか対極例を比較的に検討していることになりますが、その次には概念と概念の関係を見比べるわけで、その分大きな広がりの中での検討になる。その中から着想される。それがいくつか出てくれば関連して大きなまとまりがみえてくる。そういう比較的な考え方をしていく。だんだん抽象度を上げていく中での比較検討なのですから、一方ではデータに密着した作業を踏まえていて、他方で、比較のレベルを上げていく中で多分まとめになるような着想が得られていく。非連続的にポンと浮かぶような形ではあるのですが、いきなり降って湧くものではなくて、今述べた比較検討の作業レベルを上げていく中で起きるのではないかというのが今の私の考えです。つまり、分析ワークシートを使いながらデータに即してみて行っただけではあまりにも具体的ないろいろな要素があって見えてこなかったことが、説明概念ごとの比較検討をするようになってそこでそれまで気がつかなかったことが浮かんでくることがあります。だから、ハウツー的にこうしたらこうなりますということはこういう方法では言いようはないのですが、いろんな今までの経験を踏まえてみていくと、第２のダイナミズムがあるように思えます。意味の解釈作業の充実感、醍醐味はやっぱり２つ目のところにあります。着想ですから、アイデアですね、それが浮かぶと今度はそれが実際どの程度データ的に裏打ちされるのかを概念の関係でチェックしていく。うまくいくかもしれないし、いかないかもしれない。そういう全体をまとめるようなアイデアが出てきて、それが成り立つかどうかの検討に入れるようになれば解釈の作業というのはものすごく面白いものとして実感できる。ですが、そのためにはgrounded-on-dataで概念生成をしていく地道な作業が必要不可欠で、それがあってその後のいろいろな着想やその有効性も担保される。そういう関係だと思います。

もう少し踏み込んで考えてみると第２ダイナミズムとは非連続なものであること、基礎的作業のときよりも抽象度をある程度上げたところでの比較から得やすいこと、しかし、実際の作業手順に隠れて作動するので他者にはわかりにくいこと、それゆえ経験的に確認するしかないとも言えるのですが、このときのアイデアは自分にとってリアリティ感のある、独自の内容であることが特徴と思われます。何を言いたいかというと、自分自身が納得できる、オリジナルな分析結果はおそらく第２ダイナミズムと関係しているのではないかということです。「要するに、こういうことではないか！」と思えるときの解釈です。

説明すればこういうことかと思いますが、実際には第1ダイナミズムから第2ダイナミズムまで進むのが自然であって、その見極めは先ほど述べたように目的的なデータ確認である理論的サンプリングが行われるようになるかどうかです。自分の着想がデータ的にも裏打ちされるかどうかを確かめるのは文字通りワクワクする経験であり、質的データの分析の醍醐味です。オープン化から収束化への“質的移行”の分岐点ということもできます。グレーザーのいうemergentの意味、また、彼やストラウスがかなり早い段階でコアとなる解釈を着想しているのは、このことと関係しているのではないかと考えています。

次ですが、GTAはデータに密着した分析から独自の理論を生成する質的研究法として知られていて、とりわけ独自の理論を生成する方法である点に大きな期待と関心が寄せられているのは承知の通りです。ですが、GTAについて最初に語られるべきことは、実はそうではないのです。最初に来るのはgrounded on dataの立場で、それを条件として次に独自の理論の生成、つまり、理論生成への志向性という順序になります。なぜそうなるかというと、1960年代にグレーザーとストラウスがなぜオリジナル版を考案したのかにまで遡らないといけないのですが、すでに論じられているのでここでは簡単に触れます。彼らは当時すでに主流になっていた仮説検証的な形で数量的方法によって行われる社会学の調査に対する批判から始めるのです。つまり、当時、体系だった理論の構築につながらないままに調査自体が繰り返されている研究状況に対して、足場を演繹的理論の検証からデータに密着する側に切り替えた。で、得られたデータから言えるギリギリのところまで、そして、確認できるギリギリのデータのところまで解釈を展開すべきだという研究的立場を表明したのです。その結果を基礎的な理論と位置づけ、さらにそこからデータに基づいた一般理論の構築までの道筋を示したのです。データを消耗品にしてその都度結果が出れば終わっていくものにせず、データから解釈的に言える限りのところまではちゃんと分析していく。したがって、grounded-on-dataが第１原則になりますが、それによりまとめられた分析結果は理論として提示される。この意味を強調すると、調査をするということは理論を生成することである、という彼らのテーゼとなるのです（木下、1999、2006）。

次に、grounded-on-dataであることが理論の生成よりも優位にくるのですが、データから説明概念ができれば今度はその概念の方がデータよりも重要となります。重要度を逆転させます。そして、その後はデータは捨ててよい。もちろん実際に捨てろと言っているわけではないですが、そこまでの表現をすることの意味は何でしょうか。実はこの関係を理解することがGTA、とくにこの立場を明示的に継承するM-GTAの本質をつかむことにつながります。第１

原則に理論よりもデータ重視をおきながら、理論を構成することになる概念を生成すれば、今度はその概念が大事であってデータは捨ててよいとまで言い切るのは、なぜでしょうか。少し考えてみてください。

何のための研究法かを思い起こせば、答えはわかります。目的は説明力のある理論の生成であり、データはそのための不可欠ではあるが素材にすぎないからです。捨ててもいいという表現をする理由は、そのデータ部分が元になって生成された概念は当然のこととして、その部分をひとつの具体例として説明できるからです。しかも、その概念はそれだけでなく類似した他の具体例をも説明できるであろうという判断の元で完成されていくからです。

実際にデータを捨てる人はいないでしょうが、多少過激な表現をするのは、解釈作業における視点の切り替えの重要性を強調したいためです。データに集中することと創りつつある概念に集中すること、同時並行の多重的比較は、まずこの視点に切り替えをはっきりとさせなくてはなりません。反復的に、行きつ戻りつしながら、切り替えをしていきます。あるいは、大事なデータを捨ててもよいと思えるほどの概念を創るということ、データから離れる判断を意識的に確認するということです。M-GTAはデータから直接概念を生成し、それを分析の最小単位とし、概念相互の関係からカテゴリーを創りながら分析結果の全体をまとめていくわけですが、そのためには【研究する人間】が直接データに向かい合わないと捨てるという判断はむずかしい。

データを切片化しラベルにしていく方法は意味のつながりが一応保てるので安心できるのかもしれません。何を採り、何を捨てるかの選択的判断を明確にしなくても分類的な作業として進められます。しかし、整理と分類によるデータの要約は可能であっても、説明力のある概念や理論の生成には有効ではないと考えられます。質的データの分析は分析者にとっては負担の大きい作業であること、意味の解釈を適切に行うには思考の言語化を徹底することなどM-GTAの特性を踏まえると、データと格闘するというイメージが誇張ではなく感じられます。

もうひとつ刺激的な、しかし、M-GTAの本質に関わる点を述べると、データに密着した分析から理論を生成するのは、データを説明するためではなく、説明力のある概念、そして、理論を生成するためなのです。一般的は質的研究であっても社会調査のように、自分が収集したデータを説明できればそれよいのではないかと考えるかもしれませんが、M-GTAではそれでは十分ではないのです。自分が生成したグラウンデッド・セオリーは自分がそのために用いたデータを説明できるだけでなく——それは当然なのですから——、それ以外の関連した社会的場においてもかなりの程度は説明力があるという論理的期待、理論としてのグラウンデッド・セオリーの箇所で述べたように「説明だけでなく予測にも有効」という特性とここで関係してくるのです。GTAやM-GTAに詳しい方はすでに気付かれたでしょうが、この要請に応えるための技法が理論的サンプリングによりデータを目的的に追加収集しながら、理論的飽和化のレベルまで分析を徹底するということのなのです。これが理念型というか理論的な最適バランス状態で、そうすることにより実際に使用したデータの分析がそのデータだけの説明ではなくそれ以外のところまでの一般化しうる説明力を獲得できるということです。これが、どのくらいのデータが必要になるかは分析が終了するまでわからない、判断できないということの意味です。また、使用するデータは現実には無制限に拡大するものではないので、限定されます。その適切さを担保するのが理論的飽和化の判断なわけですが、このむずかしさはすでに指摘してあります（木下、2003）。

M-GTAが方法論的限定という表現で分析対象とするデータの範囲を誰にでもわかるように外在的に設定する狙いは、分析結果と使用したデータの両方を“情報開示”、ガラス張りにすることで、分析の結果とそのプロセスを他者が評価しやすくする点にあります。言い換えると、限定を防衛的、消極的に捉えるのではなく、積極的に方法論に組み込むのです。

少し説明を拡げましたが、データと概念の関係についてはしっかり理解してください。

さて、図の一番下の項目に移ります。M-GTAは質的データの分析という面だけでなく理論生成という結果に対しての具体像をもっていることは指摘しましたが、このときの結果であるグラウンデッド・セオリーは自分が生成した概念と、概念と概念の関係であるカテゴリー、そしてデータから引用される例示部分によって提示します。理論の要約であるストーリーラインと結果図に基づき、その内容を記述していきます。したがって、人数であるとか、頻度といった度数での表現は関係ありません。度数的情報は対象者の説明などのためには意味がありますが、分析結果に対しては必要ありません。M-GTAを用いた研究の中には、例えばワークシートにおける具体例の数やデータ提供者のうち何人から具体例がみられたかなどを示したものもありますが、これは分析プロセスの明示化としては意味がありますが、分析結果自体のために必要なわけではありません。例えば、概念生成においてもそれが十分成立すると判断できる類似の具体例が揃えば、その段階で具体例の検討は打ち切って構いません。あればあるだけワークシートに記入していかなければならないということではありません。分析結果が主要な概念の関係として緻密にして網羅的であるかどうかがカギとなります。

1-9 M-GTAにおけるデータと概念の関係図

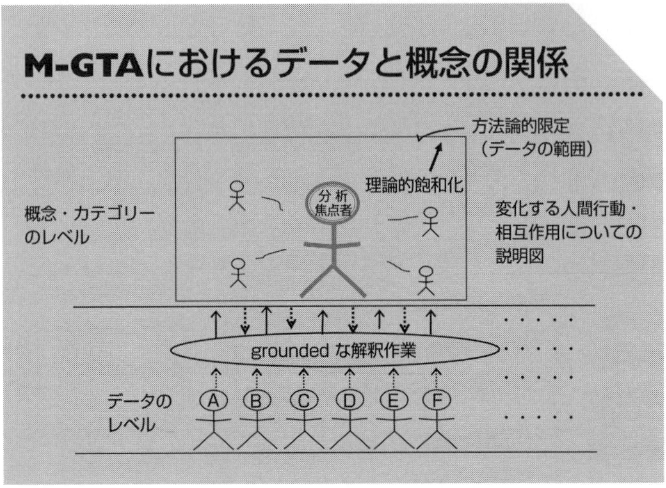

M-GTAは質的データを解釈して説明力のある概念を生成しそれを最小単位とする理論にまとめていく方法なわけですが、この図はデータと概念の関係を大づかみで表しています。詳しい説明は後になりますが、考え方を理解するためにはこの図は重宝です。とくにgrounded-on-dataというときgroundedとはどのような意味であって、また、実際のその作業はどのように行うのかを表したものです。groundedとはデータに基づくと言っても、それだけではピンときません。M-GTAは分析ワークシートを用いて分析

を行うので、私たちはこの点をさらに進めて考えることができます。つまり、データに着目しその箇所をワークシートに抜き書き（コピー&ペースト）していけばgrounded-on-dataの分析になっているかというと、その理解では十分ではないのです。

この図は質的研究法の中でのM-GTAの特性と位置を理解するためにも重要でして、次に取り上げる図と項目（一般的な質的研究法におけるデータと分析法の関係）と比べるとそれぞれの特性が理解しやすいです。実際の講義では両方の図を示しながら対比的に説明できるのですが、ここでは項目を分けてそれぞれについて述べていきます。

始めに、この図の構成です。大きく下半分と上半分に分けてあります。上側が概念とカテゴリーの関係図である分析結果を示しており、そのためのデータの分析である解釈作業が下側となります。

下側からみていきましょう。一番下に並んでいる人の形の図はAさん、BさんからFさんまで実際にデータを提供してくれる人たちです。インタビュー調査であれば被面接者（interviewees）で、その先の……の記号はさらにインタビューが続くことを意味しています。インタビュー内容は録音し後に逐語化してデータとなります。M-GTAではある程度まとめて面接を行い、それを基礎データ（ベース・データ）として分析に入ります。この図ではAさんから始まるようにみえるかもしれませんが、面接の順に始めるということではありません。そうではなく、最初は誰か１人のデータを分析し、続けて他の人のデータの分析に進んでいくという意味になります。分析テーマと分析焦点者の視点からデータをみていくのですが、最初に誰を取り上げるかの判断はデータの内容が多様性に富んでいるように思える人と考えればよいでしょう。ただ、この判断はそんなに神経質になる必要はありません。

すでに指摘してきたように、質的データとはディテールの豊富さに特徴があるわけで、M-GTAを用いる研究では通常、日常的実践や日常的経験について話してもらうことになるので、内容的にはかなり具体的なものとなります。この点は重要なのでおさえておいてください。つまり、自分が日常的に行っていることを本人に整理してもらった上で語ってもらうのではなく、実際に行っていることや感じていることをできるだけそのまま話してもらうわけです。ディテールの豊富なデータとはそういう意味なのであって、データが最初から要約的であったりすると分析が非常にむずかしくなります。ともかく、１人ひとりからそうしたデータを収集し、その分析のところでM-GTAは他の質的研究法とは異なる独自の方法を用いるのです。

図ではgroundedな解釈作業を挟んで下から上に向かう実線の矢印と上から下に向かう点線の矢印があります。上向きの矢印はデータの分析から概念生成をしていく作業を示しています。もっとも基本的な作業です。しかし、

groundedな解釈とはその方向だけでなく、下向きの矢印が重要になります。これは何を意味しているかというと、データからの解釈をもとに比較的思考から解釈上のアイデアを得て、それがデータで確認できるかどうかを確かめていく作業を示しています。データに目的的に向かうとか、端的に言えば理論的サンプリングとなるのですが、ここではまずデータの解釈とは一方向ではなく両方向での検討であること、そして、単に両方向ではなく反復的、交互的に進めるのだということを頭に入れておいてください。この相互関係が分析全体のプロセスでは同時並行の多重的比較にあたります。

関連するのでついでに触れておきますと、図の上半分の中心に分析焦点者という大きな人の形があります。実際のデータ提供者はAさん、Bさん、Fさん、そして、さらに協力してくれるであろう人たちなのですが、事例研究ではないので分析においては彼らの個別性は関係してきません。Aさんであるとか、Bさんであるとかは重要な要素ではないので考慮の必要はありません。無視していきます。つまり、個々のデータ提供者に特徴的なことを重視するのではなく、データ提供者に共通した特性を理論化していくのです。次の項目と比較するとM-GTAのこの特性は分かりやすいのですが、ついてきてください。では、どのようにデータをみていくかというと分析テーマと分析焦点者の視点からです。この分析焦点者というのはその研究において設定される視点で、実際にデータ提供に協力してくれた人たちを抽象的に限定集団化したものです。例えば第２部で「高齢夫婦世帯における夫による妻の介護プロセス」という研究例を説明していくのですが、「」部分が分析テーマで、分析焦点者は要介護の妻を介護している夫という設定になります。インタビューに協力してくれたのは実際にそうした状況にある夫たちです。つまり、分析焦点者は実在の誰それではなく、分析上設定される視点です。分析は協力者１人ひとりを説明するためにするのではなく、分析焦点者を中心に行っていきます。だから、分析結果は分析焦点者を通して、つまり、同じような立場にある人たちに対しても説明力、応用力を持ちうるのです。

ですので、１人目のデータ分析が終われば、そこで区切りを付けるのではなく、作業中の分析ワークシートとそのときの理論的メモ・ノート（ワークシートとは別に解釈上のさまざまなアイデア、着想などを記録したノート）のまま、２人目のデータへと進み同じ方法で分析を続けます。この図を使って言えば、Aさんのデータの分析が終われば上半分にそのときの分析内容があるので、それをもとに次にBさんのデータを分析していき、まとまりのある結果になるまでその作業を続けていくのです。

データのもつディテールの豊かさをM-GTAは説明力のある概念を生成するための素材とするのであって、データ自体が分析結果にそのまま出てくるのではありません。素材という言い方は馴染みにくいかもしれませんが、多様な現象を説明できる概念を創るための素材であることに変わりはありません。むしろ、そのくらいはっきりとしておく方が理解がブレません。したがって、図のAさん、Bさんがそのまま上側の結果の中に登場することはないのです。この点は次項でみるように、M-GTAが他の質的研究法と大きく異なるところです。

次に、図の上半分です。分析結果を表しているのですが、ここは生成した概念と概念の関係であるカテゴリーの関係としてコアとなる部分を中心に、あるいは、それに準ずる形で、相互に関連付けられたまとまりとなります。具体的な研究テーマおよび分析テーマはそれぞれの研究によって相違があるとしても、この研究法の場合には研究内容はおおむね変化する人間行動や相互作用についての説明図という性格を帯びることになります。この図では分析結果は分析焦点者を中心にしていくつかの小さな人の形と関連付けられていますが、これは結果のイメージであって人の形がひとつの概念であるとかカテゴリーを表しているわけではありません。

ここで重要なのはむしろ、四角い囲いと右上の内側と外側からの矢印の意味です。内側からは理論的飽和化、外からは方法論的限定（データの範囲）という説明を付しています。囲いの大きさは両側からの矢印によって最適のバランスで設定されると考えてください。つまり、比ゆ的に言うと、この囲いは絵（分析結果）を入れる額縁に当たるもので、絵に対して額縁が大きすぎるとバランスが悪いですし、逆に小さすぎても窮屈になります。最適のバランスとすることで分析結果であるグラウンデッド・セオリーはもっとも説明力をもつことができます。

ただ、額縁は最後にならないと確定できません。M-GTAでは分析対象とするデータを明確に提示して分析を進めるわけですが、最終的に使用したデータの範囲は終わってみないとわかりません。あるいは、データの追加収集が必要と判断しても現実にはそれが困難な場合もあります。そうしたときには、どこまでデータの確認ができたかを明示することを条件に使用したデータの範囲を限定します。これが方法論的限定の意味です。つまり、外側からデータの範囲を操作的に限定設定しながら分析を進めます。そうしないと、理論的飽和化だけで終了の判断をしようとすれば比較は自動運動のように進みますから、額縁は膨張、拡大していきます。比較のレベルの箇所で説明したように、オリジナル版でこの問題を制御できたのはフィールドワークであったことと、人を比較単位としたので現実的に理論的飽和化をしやすかったためと考えられます。

M-GTAは限定的に設定したデータの範囲内で分析そのものはデータに対して継続的比較分析を行うわけですが、分析ワークシートなどM-GTAに特有の一連の手順をとります。そして、概念の完成度と分析結果全体のまとまりについての２段階で理論的飽和化の判断を下します。

1-10 質的データと分析の関係
──事例研究等とエスノグラフィー

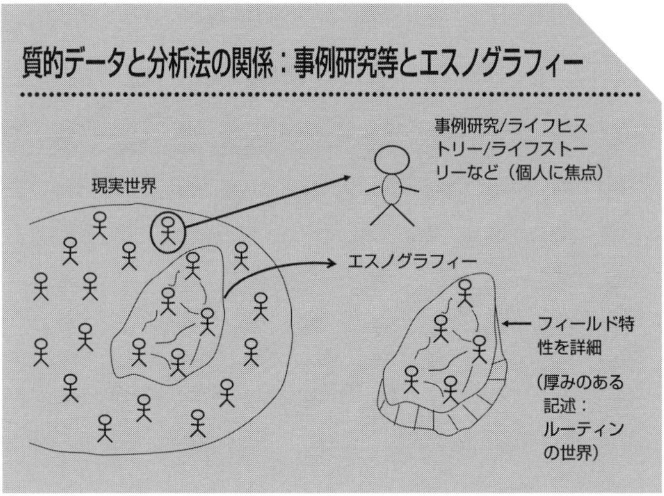

M-GTAにおけるデータと概念の関係をみてきましたが、次に、質的研究一般におけるデータと分析法の関係を事例研究とエスノグラフィーの２つを例に挙げながら考えてみましょう。M-GTAの場合とこの図とを比べると、両者の違いとそれぞれの特性が良く理解でき、質的研究法の幅の広さがわかるでしょう。

質的研究とは何かについて論ずるのは大変大きな仕事であることは、最近刊行されているそうした試みの著作（例えば、Flick, 1995＝2002、Merriam, 1998＝2004、Denzin and

Lincoln, 2000＝2006a, 2006b, 2006c）をご覧になるとわかります。ここでの私たちの目的は質的データとその分析方法に絞って、特性を明らかにすることです。しかし、そのためには自分の立場の設定が必要ですので、まずその部分を確認しておきます。M-GTAは、質的研究とは質的データを用いた研究であるとデータの側から定義します。そうすると、当然、質的データとは何かという質問が連動して出されます。質的データとは数量的データではないものを総称するという見方もありますが、これはほとんど意味がないです。なぜかというと、数量的データの側からの定義なので従属的定義で、実際的な意味がないからです。もっと積極的な定義が必要です。そこで質的データとは研究しようとしていることがらについて、現実の多様性や複雑さをできるだけ忠実に捉えたディテールの豊富なデータであると定義します。

では、なぜそうした意味での質的データが必要なのでしょうか。データそのものについての考え方は他の箇所でも論じているので、簡単に確認するにとどめます。人間に関わる研究の場合には数量的であれ、質的であれデータを規定する２つの側面と基本特性としての不完全性が指摘できます。分析以前の問題としてデータとはそもそも常に不完全なものであるという認識はとても重要ですので、この点を強調しておきます。なぜなら、このことは、どれほど厳密とされる分析方法を用いたとしても分析結果自体の不完全全性につながるからです。これは分析が不十分であるとか、不完全であるという意味ではなく、どのような分析であってもその結果を規定する特性です。つまり、この問題はどのような分析方法によっても解決できないということになります。ここからの立場となると道は２つに分かれて、根本的問題としての不完全性を克服しようとする方向か、研究方法よりも研究的関心を重視する方向か、でしょう。

わかりにくいかもしれませんがここで指摘しておきたいのは、研究自体の不完全性の認識は否定的意味ではなく肯定的に捉えられるのであり、この認識の共有が研究を社会的活動として位置づける上で不可欠となります。別な言い方をすると、M-GTAは研究をそれ自体で独立したものとしてではなく現実世界との関係に位置づけるので、不完全性の問題はインターラクティブ性、研究の循環的、螺旋的展開プロセスに、重要な要素として組み込むことができるのです。

先ほどの問い、ここで言う意味での質的データがなぜ必要となるのか、に戻ります。できるだけ詳細に現実を理解しようとし、しかも、データ提供者にもっとも制約の少ない形で行うときとは、どのような場合であるかを考えてみましょう。研究的関心に拠るものであることは言うまでもないので、もう少し掘り下げてみます。まず、理解を重視する場合です。それから、現象そのものが多様で複雑な関係で成り立っているため、ある部分を特定化して取り上げることに無理があり、全体を取り上げる必要がある場合などが考えられます。社会生活を送る人間であればこれに該当するのですが、ヒューマン・サービス領域においてはさらに複雑な要素が含まれることは容易に推察できます。また、研究結果を応用という形で現実世界に提示するとき、その対象はやはり人間になるわけですから、トータルな視点は有効なのです。

質的研究を用いる理由として、まだ十分に研究されていないテーマに取り組むとき、大量調査で検証できる仮説を準備する場合などが挙げられることがあります。探索的研究とする場合です。これは数量的研究から質的研究を規定するときの一般的な位置づけですが、もちろんこの立場を否定するものではありません。しかし、十分に研究されているか否かに関係なく、研究テーマによって質的データが適切となる場合はいくらでもあります。逆に言えば、探索的研究の場合だけに限定すると、質的研究、質的データの可能性を著しく損ねることになります。

さて、質的データを以上のように定義すると、次には、そういうデータをどのように分析するのかが問題となります。ここで、この図とM-GTAの図の比較の話に入れます。結論を先に述べると、ディテールの豊富なデータを用いる点では共通しているけれども、その用い方、分析の仕方および分析の目的において両者は異なるということです。

この図では事例研究とエスノグラフィーだけを挙げてい

ますが、質的研究法および質的分析法には他にもいろいろあります。ライフヒストリー、ライフストーリー、ナラティブ・アプローチなどが良く知られています。

これらに共通するのは、ディテールの豊富なデータを、そのディテールを生かす形で記述分析をするということです。事例研究であれば、１人あるいは特定の数人を取り上げるわけですが、そこで分析的に記述される内容には研究テーマに照らして具体的なことがらがかなり詳しく含まれているでしょう。語り手を重視するか研究者による解釈を重視するか、また、実際の記述方法などに違いがあっても、豊富な具体的内容はその豊富さゆえに読む側にリアリティを感じさせ、内容についての理解を深めることにつながります。このことは読者像、つまり、誰に対して研究結果を提示するのかという問題とも関係します。例えば、社会階層的に周縁化された世界を生きる人々や特定の病いなどを抱えた人々の人生や経験のように社会的に十分理解されていない場合には、ディテールの活かされた記述報告は一般の人々の理解にとって強力な方法となります。インパクトの強い影響を与えることができます。語りが重要な方法となり、その内容が共同生成的性格を帯び、語り手と論文執筆者、報告者との関係を共同化する姿勢、つまり、当事者と研究者の共同関係化は、この文脈で考えれば自然であり、理解しやすいものです。倫理的配慮から個人が特定されることのない形がとられますが、ここではディテールの豊富さが直接的に、1人の人のこととして提示されることになります。

これに対してM-GTAではすでにみたように、ディテールの豊富なデータはその具体性のままに分析結果に直接登場するのではなく、説明力のある概念を生成するための素材という位置づけになります。表に出るのではなくバックヤードでの作業のところで使用されます。結果は概念とカテゴリー（複数の概念のまとまり）の統合された関係として提示されるので、現実の場合が想像できる距離ではありますが、結果自体は抽象化されたものになります。したがって、論理的内容構成となります。読み物的にどうかと言えば、ディテールの豊富さを直接的に表現する場合と比較すると、物語性は希薄になります。

では、M-GTAの強みはどこにあるのでしょうか。一言で言えば、求める理解のレベルが異なるのであって、一方が「ある人のある経験の理解」であるのに対して、こちらは「分析焦点者という人々の理解」であって一定の共通性の視点に立っています。誰に向けて結果を提示するかというと、一般の人々というよりも実務に携わる人々や当事者やその関係者などになります。そこにおいて実践に用いられ、説明力と予測力で評価されることを前提としています。主要な概念が相互に関連して統合性のあるまとまりとして提示されるので、実践活用がしやすいのです。対照的に、具体例がいかに豊富に盛り込まれても、それを読んだ人がその後に、その結果をどのように活かしていくのかはその人に委ねることになります。新たに知るという理解のレベルがあります。同時に、知ったことをどのように活かすのかというレベルもあります。実践との関係を重視すると後者の視点は強調されるべきでしょう。

例を挙げましょう。第2部で高齢の夫が妻を介護する世界を取り上げるのですが、高齢の夫婦で暮らしている中で妻が要介護状態となり夫がその介護をしている現実の世界は老々介護という言葉ではとても理解しきれない厳しいものがあります。80歳を越えた身で妻の体位交換やトイレ誘導のために夜間に10分、15分おきに起きなくてはならなかったり、昼間は昼間でホームヘルプのためにヘルパーが来ても、家にいる間のうちに銀行や買い物をしてこなくてはならないので一日が細切れに寸断状態にある夫がいます。しかし、限界に近い日常生活を維持しながらも、妻を思い、現在の責任を負うことを毅然として受け止めている。あるいは、認知症の妻（60歳代前半）の不自然、不可解な行動を長い間それと分からず過ごしてきた夫が、あるときたんす部屋の奥に非常にたくさんのパチンコ玉や、30個近くの女性用ハンドバッグを発見したときの驚きは共感的に伝わります。実際にはもっと衝撃的な物も出てきました。

私たちはこうした現実を突きつけられるとその具体的内容に大きな影響を受けます。大変困難な生活状況に置かれていることを理解できます。そして、その後、この問題について関心をもつかもしれません。ただ、どのようにその関心を深めるのかは、その人に委ねられる。

一方、こうした内容はこの種のサービスに関わっている人たちにとってはとくに珍しくはない、「よく知っていることがら」となっています。なりたての人であっても、ほどなくそのようになります。そうすると、ただ具体例をたくさん知っていってもそれだけだと自分なりの見方をしたり、仕事として割り切ったりということになりやすいものです。実務者を対象にさまざまな形での研修が行われているのは、裏返せば、知識や経験がそれだけでは十分処理できていない実態を示唆しているのでしょう。そのときに、サービス利用者の日常生活の構造やサービス提供者の日常的実践を理論化したものが提示されれば、たくさんの具体的ことがらを全体的にまとめて理解できるだけでなく、実践での関わりにも参考にできるのです。

M-GTAが実践との関係を重視しているのにはいくつかの大きな理由があるのですが、ひとつにはグラウンデッド・セオリーという形での結果提示が理念的理由だけでなく現実的にも応用しやすいからなのです。

この図とこの前の図との比較から、ここで説明した内容を理解しておいてください。

最後に、エスノグラフィーについて少しだけ触れておきます。個人に焦点をおく場合だけでなく、フィールドに焦点をおいて同じようにディテールの豊富さを記述分析に活かすのがエスノグラフィーです。参与観察、フィールドワークによりデータは収集されます。フィールドに焦点をおきますから、広狭の違いはあれ一定の社会空間が舞台となり、そこに参加する人間相互の関係について研究上のテーマが設定されることが一般的です。この場合、まずフィールドについての詳細な記述が重要となります。図では厚みのある記述という表現を入れましたが、言うまでもなくフィールドの記述とは物理的空間特性のことだけではありません。そこの日常性が記述される必要があり、キーワードで言えば、ルーティーンの世界になると考えています。観察してきたらそれがすぐにデータになるかというとそうではありません。観察したことはフィールドノートに記録していきますが、実際にエスノグラフィーとして記述するときにはその中の一部分が使われる程度です。最終的にどのような分析内容を記述するにせよ、初期段階の課題がフィールドのルーティーンの世界の理解であることは強調しておきたいと思います。私は自分の博士論文の調査として13ヶ月の間、日本ではまだ新しかった計画主導型のリタイアメント・コミュニティの中に住み込んでフィールドワークをしたのですが、自分が外部者としてそこの住民たちの日常的世界に参加するわけですから、住民たちにとってのルーティーンの世界をまず自分なりに理解できたかどうかを第１関門と考えたのです。そこから先の調査はテーマにそって進めやすくなります。

したがって、フィールドの厚みのある記述とは単に細かいことをたくさん書けばフィールドを良く知っているという話ではなくて、ルーティーンの世界を記述表現できるようになるということです。それにはある程度の労力と時間がかかるものです。

1-11 研究テーマの設定

研究テーマの設定

最初の研究の構想：学位論文計画、助成金申請書レベル
→通常の研究の場合と基本的に同じ

加えて、グラウンデッド・セオリー・アプローチの場合には、とくに研究テーマの意義の確認が重要

→その結果は断片的には既知の事がら（現象）を網羅的に関連づけた1つのまとまりとして提示される

→しかし部分、部分について「そんなことは皆知っている」「だからどうなんだ」式の反応・批判が多い

テーマの意義と、結論で提示する新たな知見で応える
経験的知識の再編成に寄与できる内容であること

ここからは、研究の構想から実際の流れにそって説明します。

最初は研究テーマの設定で、これは通常、学位論文の研究計画や研究助成金の申請書と、基本的には同じことです。同じことですけれども、M-GTAの場合にはとくに重要になると考えて下さい。

どのへんが重要かというと、研究テーマの意義、これを最初によく練って設定しておくことが大事になります。なぜかと言うと、分析結果の評価が適切に行われるように、最初に設定する研究テーマの意義と目的、つまり、そもそもこの研究が何を、なぜ明らかにしようとしたのかという

点を明確にしておく必要があるからです。研究テーマと分析結果の対応関係がブレてしまうと、内容の評価に入る前に門前払いにさえなりかねない。また、論文が審査されるときに、評価者・査読者など読む側の人間の判断に全面的に委ねられてしまうというあいまいな状況を招きかねません。M-GTAは評価者・査読者に求められる要件についても議論の俎上に乗せるべきであるという立場ですが、これは言わば適切な評価のための環境整備の取り組みであり、個々の研究者はそれまで待つわけには行きませんし、自分が論文を発表するときには読む側の視点も考慮すべきです。より適切に理解してもらうために当然のことです。

もっとも研究テーマと分析結果の対応関係の重要性はM-GTAによる研究に限られたことではなく、研究一般に言えることです。当たり前のことですが、失敗すると致命的な結末につながりかねません。

研究テーマの設定がとくに重要となるのは、分析結果に対する次のような批判にきちんと、正面から応えるためです。分析結果であるグラウンデッド・セオリーの部分、部分に対して「そんなことはすでに知られていることではないか。だからどうなんだ。この研究で何がわかったんですか。そもそもこれで研究になるのだろうか」等々、といった批判的反応がでやすいからです。こうした批判は質的研究一般に対してもみられるますが、M-GTAはこれらの批判に十分応えられるのであるから、その内容と応え方を理解してください。質的研究を全否定する立場は別としても――さすがに最近ではそうした極端な立場は少なくなりましたが、私がGTAについて最初の本（木下、1999）を出した頃には珍しくなかったです――、論文とその内容を理解しようとしてもこうしたことが素朴な疑問として出されるのです。だから、予測できる批判的反応にはきちんと対応できるように研究を進める必要があります。と言っても、何か特別なことをするということではなく、研究にとって基本的なことがらを１つひとつ確実に行っていけばよいのです。つまり、審査を受ける立場だったりすると、実際にはこうした批判を受けるとどぎまぎしてしまい混乱したり動転したりすることもあるでしょう。ですが、要所、要所を確実におさえて進めれば、適切に評価してもらえることを信頼すべきです。思考の言語化を徹底していけば、自分の判断は必ず言葉で説明でき、選択的判断を論理的に理解可能な形にしていくことができます。

研究テーマの意義、研究の目的はそもそも他者の理解を得るという以前に、自分が納得できなくては始まらないわけですから、確実にしておかなくてはならないし、通常調査に入る前にしておくことです。本格的な研究を経験するのは修士論文の作成段階になることが多いと思いますが、研究テーマの設定が実は非常に重要な作業であることを強調しておきます。この点は少し説明しておきましょう。研究「を」学ぶ、研究の仕方を身につけるとはどういうことでしょうか。教科書で講義を受ければ適切に実行できるわけではなく、経験、それも実習的経験を通して身につけていくものです。ここで、指導の必要性がでてきます。分かりやすい方から言えば、数量的研究法の場合には指導教員か実質的に指導してくれる人たちが行う比較的大掛かりな調査か、共同研究プロジェクトに新米として参加し、その実際を経験しながら自分の論文のためにテーマをたて、プロジェクトのデータを用いて分析を行うというケースがあります。具体的な形態はいろいろであるとしても、要するに、すべてを自分が計画、実施するのではなく、進行中の研究に“投げ込まれて”そこで習得していけます。その経験を踏まえて、いずれ自分自身の独自の研究を行うようになっていく。つまり、最初はこうした機会があれば一通りの経験を無難にできるということです。むろん、数量的研究法を用いた修論研究を個人として行うこともありますが、それでも質的研究法の場合と比べると、指導はしやすいと言ってよいでしょう。

質的研究法を使った研究の場合にはこうした“投げ込まれ”型の経験はむずかしく、基本的に研究計画から自分の力で進めることになります。指導も本人に対して直接なされる傾向となります。質的データの分析はディテールの豊富さというデータ特性ゆえにただでさえ研究者への負担が大きいのですが、分析のときだけでなく研究計画から一貫して研究者への負担は大きいのです。指導する側にとっても、その研究の全体を本人以上に理解しないと適切な助言ができないので、負担の問題は残ります。なぜなら、自分のちょっとした助言が研究の方向や分析の仕方に大きな影響を与えてしまうからです。質的研究における指導の問題は審査や評価とも関連するので、とくに大学院教育の枠組みの中で本格的に取り組むべき課題になっています。

と言うことは、最初の研究経験のときほど負担が過重になりやすいと考えておくべきです。数量的研究法に比べ一見とっつきやすく、実施しやすいように思えるかもしれませんが、質的研究法は負担が大きいことを覚悟しておいてください。しかし、望ましい指導環境が整備されるまで待っているわけにもいかないですから、自分で努力することになります。ここでも、オーソドックスな勉強法が一番有効です。いろいろな質的研究法による研究報告をたくさん読むことです。古典とされるもの、一定の評価を受けているもの、あるいは、それ以外であっても論文や著作を読むことで、解釈の結果だけでなくそのプロセス、結果の記述の仕方等々について、直接的、間接的に多くを学べます。こうした準備を経て最初の一歩である研究テーマの設定をするわけですが、その意義の確認が負担の大きさを研究遂行のエネルギーに変換できるのです。ここまで、よろしいでしょうか。

では、図に戻ります。先ほど挙げた批判には、どのように対応したらよいでしょうか。M-GTAにおけるデータと概念の関係についての説明、とくに図を思い出してください。復習になります。大丈夫と思いますが、こうした批判的反応というのはむしろ当然のことなのです。grounded-on-dataの分析を行うのですが、データそのものが個人の具体的な日常経験に根ざした内容でディテールが豊かなものです。そういうデータが必要となるテーマを設定して研究自体が始まっているわけです。そして、データを素材とし説明力のある概念を生成していくのですから、概念やカテゴリー、分析結果全体をみたとき、すでに知られていることがらがたくさん含まれているのは当然なのです。出来栄えには個人差があるとしてもこれは個人差の問題ではなく、質が違うというか次元の異なる問題です。

だから、既知のことがらがいろいろと含まれていること自体は間違いではないのです。逆に言うと、仮に誰も知らないような突飛な結果が出てきたとしたら、それこそ、本当にデータにgroundedな分析がなされたのかどうか、データに確かに裏打ちされた解釈であるのか、つまり、分析が適切に実行されたかどうかについて重大な疑問が提起されなくてはなりません。ですから、研究テーマに関して当事者や現場の人たちがすでに知っていることがらが結果に含まれていること自体は、むしろ、分析がきちっと行われるということの確認になるのです。

この点をさらに解説しましょう。既知のことがらと言うとき、ひとつには、本文中に引用される具体例があります。

しかし、それだけでなく、概念、カテゴリー、それらの関係が理解されれば読み手は自分の経験を参照しながら多くの“既知のことがら”を思い起こすことができます。分かりますか。分析内容の観点から、分析結果の有効性の証左となっているのです。

ただ、M-GTAではこの説明だけでなく、もっと積極的な応えを用意しています。研究である以上、オリジナルな知見、結果の提示が求められます。一言で言えば、分析の結果が経験的知識の再編成に寄与できるかどうかです。ちょっと硬い表現ですが、どういうことかというと、それまで気がつかなかった視点から自分の経験を振り返えることができるとか、部分的にではなく全体としてのまとまりが言語化されて提示されることで漠然と理解していたものが「なるほど」という理解になるとか、個々人の経験的知識であったものが共有できる形になったといった反応があります。これらは結果に対しての反応ですが、そのためには意義のある研究テーマの設定が大事なのです。研究テーマは最終的に自分の分析結果を支えてくれるものですので、最初が肝心だと肝に銘じておきましょう。

研究テーマは思いつきで決まるようなものではなく、一定の時間と労力をかけて創りあげるものだと考えてください。アイデアとしてひらめくことがあったとしても、そうした努力があってのことです。データの解釈、とりわけ第2のダイナミズムと似たところがあります。修士論文や博士論文の審査は判定試合に例えられるのであって一本勝ちで勝負が決まるものではありません。オリジナリティという高得点のかかった評価点は、研究結果に対してだけでなく、意義のある研究テーマの設定になっているかどうかという最初のところでも関係してくるし、実はここでは手堅くポイントをとりやすいのです。絶対外すべきではないと言っても過言ではないです。しかもそれだけではなく、ここをしっかり設定しておけば後の一連の作業が効率よく進められます。

こうした説明をしてもピンと来ないかもしれません。誰もが当たり前だと思うことだからです。しかし、実際には長い時間、年月をかけて取り組んでもなかなか論文が完成しない場合があります。どこに問題があるのかというと、研究テーマの設定に課題を残している場合が少なくないのです。これはM-GTAに限らずどのような研究にも言えることではありますが、意味の解釈がデータの分析となる質的研究ではこの問題は深刻なのです。先ほど負担の大きさを逆にエネルギーに変換するのだという話をしましたが、そのカギになるのが研究テーマの意義なのです。人間というのは、その人の考えていることの密度によって、データの見え方がいろいろになるので、自分が何のために、なぜ、何を明らかにしていこうとしているのかを意識化し続けることが大事になります。

よろしいでしょうか。研究の目的や意義は論文の始めの方で論じられる内容ですから、修士論文や博士論文などそれなりの長さが許容される論文の場合にはデータ収集や分析を開始する前の早い時期に書いておくべきです。

もう一つ関連した点で、研究論文の場合には先行研究の検討作業があります。ただ、私の印象では、ここに大きな問題が、少なくとも2つはあります。ひとつは、質的研究では先行研究の検討は先入観を形成したり、特定の見方を持ち込むことにつながるので重要でも必要でもないという誤解です。この理解がなぜ間違っているかというと、先行研究の検討は研究テーマの設定のために行うのであり、その段階ではどの研究法を採用するかはまだ決められないからです。

第2の問題は先行研究の必要性を認識していても実際の作業が不十分な場合が多く見うけられるということです。先行研究の検討とは批判的な検討、英語でいうとcritiqueすることなので、ただ読むだけではないし、誰が何を研究したといった概要をまとめることでもありません。簡単に言えば、査読の読み方が求められるのです。しかも、取り上げる範囲を自分で決め、そこから主要な論文を取り上げて検討するのです。ですから、査読的読み方をすればその成果をレビュー論文にまとめることができるのです。それ自体が創造的な作業となります。研究テーマの設定はこの作業を基礎になされるのであって、ただ単に書誌情報レベルの内容を示せばよいのではありません。苦言ついでにもう一言付け加えると、データベース化の陥穽が現実的なものになってきたと思います。

先行研究の検討をちゃんと行っていないのではないかということは、その論文を読めばわかります。通常、論文の最初の段階で、つまり、テーマや目的を述べるところで先行研究に言及しているのですが、そこだけの情報だと執筆者によって実際にどのような検討がなされたかどうかは、査読する側には分かりにくいものです。ですが、どこをみたらわかるかというと、論文において分析結果の提示があって、次に自分の分析結果をその領域やこれまでの研究の流れと関連させて論ずる、いわゆる考察のセクションをもうけることができるわけですが、そこでの議論で関連する主要な先行研究の結果への言及や引用がなかったり希薄だったりします。そうすると、先行研究として取りあげた論文の内容をきちんと読んではいないのではないかという疑問がわきます。自分の結果のオリジナリティを論ずるときに、関連する他の研究を引き合いに出して比較対照的な議論をすれば、似たようなことを取り上げていながらも、自分の場合はどこに、独自的な部分ががあるかということを説得的に論じられます。自分の分析結果のオリジナリティを論ずるもっとも適切な場所が、この考察のところなのです。それができない、あるいは、十分でないとすれば、能力の問題以前に準備の不十分さがうかがえます。先行研究のレビュー、批判的検討の仕方についてはカリフォルニア大学での私の経験をもとにすでに説明してあるので必要でしたら参考にしてください（木下、1999、2003）。

1-12 分析テーマの設定

分析テーマの設定

M-GTAは分析テーマと分析焦点者の2点から解釈を行う

分析テーマは研究テーマの絞込みとデータの内容との間で調整

分析テーマはデータ収集後に確定する

→データ収集前：主な質問項目の確認になる

→データ収集後：得られた**データに密着した分析となるようデータの範囲を限定する**

始めは意図的に「**〜プロセス**の研究」という表現にする

→要素の特定、整理ではなく、人間のある**動態を説明**できる理論をめざす

スーパーバイズが有効：何を明らかにしようとするかは、自分が思っているほど明確ではない（自明視部分の言語化→適切な解釈のための基礎訓練）

多様性や複雑さをできるだけ忠実に表現したディテールに富む質的データはそのまま読むことができても分析となると逆にむずかしくなります。逐語化したインタビュー・データを思い浮かべてください。どこから、どのように分析していくのか、戸惑ってしまいます。そこでいろいろな質的研究法が分析の仕方について提案しているのですが、M-GTAでは分析テーマと分析焦点者の２つの視点に絞ってデータをみていく方法をとります。ここではそのひとつである分析テーマについて説明します。これまでにも何度となく強調してきていますが、分析テーマの設定は分析の成否を左右する非常に重要な作業ですので、よく理解して

ください。

さて、前の項目で研究テーマの設定について説明しましたが、研究テーマを設定できれば分析テーマへの絞り込みができデータの解釈がスムーズに始められるかというと、実際にはそんなわけにはいきません。分析テーマが安定しないと自分が何をしようとしているのかがはっきりしないので、ここをあいまいなままにスタートするのは危険です。分析テーマを設定しそれからデータの解釈に進むというよりも、最初の分析作業のときにワークシートの作業を始めながら実は分析テーマがそれでよいかどうかの最終的な検討をするわけで、このときに必要であれば分析テーマを調整します。まず、分析テーマの設定には集中的な検討作業が必要であることを頭に入れておいてください。

研究テーマと分析テーマの関係について述べます。研究テーマをデータに即して分析していけるように絞り込んだものが分析テーマであり、ひとつの研究テーマに対して分析テーマは複数ありうるという関係になります。そして、ひとつの分析テーマでひとつの論文になると考えてください。研究テーマがそのまま分析テーマとなる場合ももちろんありますが、それは通常個別研究として最初から計画される場合です。ただ、その場合でも分析テーマがひとつだけとは限りません。研究助成の申請書や学位論文、とくに博士論文の場合には専門領域に自分の研究計画を位置づけ、そこで研究の意義を論ずることになるため、研究テーマは比較的大きくなります。他方、データについてはすでに説明してきたようにディテールの豊富な内容であり、分析はgrounded-on-dataで行うので、研究テーマのままですとデータの間には距離が大きくなります。M-GTAの分析的な特徴というのはディテールの豊富なデータから具体例を見出しながらそれらを説明できる概念を生成していくわけですから、抽象度が高かったり、大きいテーマですと解釈がデータから離れすぎてしまいます。この距離を適切に調整したところに設定するのが分析テーマとなります。ですから、一方では自分のそもそもの研究的関心を反映している必要があります。と同時に、データの内容と大きくかけ離れてしまうと分析テーマと関係のないデータ部分が多くなってしまいます。ほどほどの距離というか、このバランスが重要となります。

例えば、効果が不確定である、ある特定の治療法を受け続けている患者を対象に、治療が成功するプロセスを分析テーマとしたときに、そこに自分の研究的関心は明確に反映されているのですが、協力してくれた患者の面接データは全体として「成功」に関わる内容は乏しく、むしろ効果がはっきりしない中で治療を継続していく様子が語られていたとします。最初に考えた分析テーマではデータに即した分析とはなりにくいので、研究的関心を活かしながら、データからより広く多様な部分が検討していけるように、例えば、成功するプロセスではなく治療継続のプロセス、つまり、なぜ、どんな思いで効果不確実な治療を続けているのか、そのプロセスを明らかにしようという方向に修正することができます。もし当初のように治療が成功するプロセスを分析テーマとするのであれば調査協力者は治療が成功した患者に限定する必要がありますが、実際にはそれが困難な場合もあります。また、インタビューガイドやインタビューの仕方によっても成功に関わる方向を重視するという選択もあります。これらは研究者の判断になります。ここで理解してほしいのは、データの全体的内容に即して分析ができるように分析テーマを設定するとはどういうことかです。

データを収集する前に分析テーマまで考えているときには、それをもとにインタビュー・ガイドを検討します。その上で、データ収集後に再度、今述べたような確認、修正を行います。

M-GTAにおける分析テーマとは、したがって、狭く限定してそれに関連したデータ部分だけを拾い出していくものではなく、最終的にその分析で自分が何を明らかにしていこうとするのか、大きな方向性を設定するものです。答えが簡単に出るようなレベルでの設定ではありません。そうではなく、データをていねいに解釈していく中で何かが明らかになっていく、奥行きのある作業となります。先に研究テーマの設定を説明したときに、その意義付けの重要性を強調しました。そのひとつの理由が、意義の確認が最終的に分析結果の評価に対応することにあると指摘しました。この対応関係が大枠での位置づけであり、それが具体的な分析作業のレベルになると、分析テーマと分析結果の対応関係となります。

わかりますでしょうか。分析の着地点に関して方向性すら考えずに分析を行うことは無謀と言っても過言ではないでしょう。

このことを別な観点から説明すると次のようになります。質的データの分析をどのように始めるかという問題です。データの切片化を分析技法とする方式では、最初からデータ自体の中にある文脈性を意図的に解体して「この切片部分は何を意味しているのだろうか？」という問いかけから解釈を始めることになります。これはグレーザーが主張するように徹底して、つまり、コンピューターが行うようにするのであれば、ひとつの分析方法にはなると思います。しかし、研究計画からの検討プロセスがあり、そこでの研究者の関心があり、しかも、切片化の前にデータ全体をよく読んで内容を理解した上で、解釈にバイアスが入らないようにという目的のために切片化から始めるという方法は中途半端にしかなりません。なぜなら、どのデータをどの程度の長さで切片化するかという判断自体にすでに研究者の関心が反映していることになるからで、研究者の判断、つまり、「バイアス」が入っているかも知れず、また、主観的である判断それ自体は完全に制御などできないからです。意味の解釈とはそれを行う人間の選択的判断になるわけで、そこではその人の関心こそが不可欠となります。にもかかわらず、その関心をブロックしてデータの切片の意味を考えることは不可能です。

質的分析においてデータの分析をどのように始めるのかという問題は、GTAに限らず他の質的研究法でも重要です。逆に言えば、この点をみていけばその研究法の特性が効果的に理解できます。

M-GTAでは一貫して研究者の関心を重視するわけですが、それが一番重要となるのは言うまでもなくデータの解釈のときです。すでに説明してきているように、思考の言語化を徹底することで自身が自分の関心をよりよく理解できるようになるだけでなく、それを他者にも理解可能な形で表現できるようにもなります。その上で、実際にデータをみていくときには分析テーマと分析焦点者の２点に絞って進めます。分析焦点者の設定はむずかしくはありませんが、ここまでの説明から分かるように分析テーマの設定は実はむずかしいですが、ここをしっかり検討しておくとその後の分析は順調に進みます。自分の解釈にリアリティ感がでてきます。

分析テーマの設定にはいくつかの重要な要素が統合されているのですが、まとめとして６点、挙げます。第１に、分析テーマとはすぐに思いついて決まるものではなく、確定するまでには一定の作業プロセスがあるということです。

自分の関心をよりはっきりとさせる作業でもあるということです。研究テーマにおいて自分の問題関心は十分表されていると考えるのではなく、自分で思っているほど明確ではないかもしれないわけだから、より緻密に確認する必要があります。そして、次の点が重要なのですが、この作業は実際にデータ分析を始める中で行っていくということです。最初のデータ分析はそれまでに考えていた分析テーマを用いて解釈を行うのですが、そのときに自分が明らかにしようとするのは何であるのかを確認するのです。なぜなら、自分が思っているほど自分の考えは明確ではないからで、それを明確にするにはデータ分析という作業をはさむのが効果的なのです。ですから、分析に入る前に考えていた分析テーマで実際に分析を始めてみてデータの内容に照らしてのフィット加減、データのもっている具体的内容をとらえられるくらいのレベルにテーマが設定されているかどうかなどを確認するのです。分析テーマは分析の初期段階で最終的に確定すると理解してください。

少し補足すると、M-GTAでは分析テーマと分析焦点者の視点からデータをみていき、関連すると考えられる箇所に着目します。そして、それをひとつの具体例をとしそれ以外にまだ未確認である他の具体例をも説明できる概念を生成します。この作業は分析ワークシートを用いて行います。このとき、当該箇所の意味だけでなく、なぜその箇所に着目したのかを考えます。それ自体は解釈作業なのですが、なぜ着目したのかを考えることは自分が何を明らかにしようとしているのかという問題にさかのぼっていきます。最初の段階でのこうした作業を経て分析テーマがしっくりしたものになっていきます。そしてその視点からの分析ワークシートの立ち上げ、つまり最初の概念生成を始めることで分析態勢となります。

第２に、分析テーマはデータの収集前にも検討しますが、最終的には分析対象とするデータの内容を全体的に見た上で確定します。データ収集前では、主な質問項目を検討しインタビューガイドを作成する作業と重なります。考えた分析テーマとデータの内容とが大きくズレていることがあるからです。

第３には、分析テーマは短い表現になりますが、その中に「プロセス」という言葉を入れます。何々プロセスの研究といった表現にします。そうすることで、最終的にまとめていくのはあることがらだけを説明できる結果なのではなく、人間の行動を説明したり予測したりするもの、つまり、断片的なことではなく何らかの“うごき”を説明できるものです。動態的理論の生成を目指します。単に重要な要素を見出し、まとめるということではなく、分析焦点者を中心にみたときに人のうごきを説明でき、予測しやすい内容になっているかどうかがM-GTAのM-GTAたるところであると理解してください。整理・要約・分類型のまとめとグラウンデッド・セオリーとは、この点でもっとも大きく違います。深い解釈を強調するゆえんでもあります。だから、分析と言ってもデータをみていってすぐに何かを発見できるのではないのであって、いろいろな要因が複雑に関係して変化していく、そのプロセスを明らかにしていく作業となります。ヒントを挙げれば、うごきを捉えた解釈部分が、コア、あるいは、それに近い位置にくるでしょう。

第４として、分析テーマはデータがもつ多様性に対応して分析ができるよう、ゆるやかな表現が望ましいと言えます。あまり限定してしまうと、具体例が著しく少なくなってしまい多くのデータを分析に活かせないことになります。

第５ですが、分析テーマの設定は解釈の予行演習、準備作業にもなっているということです。先に最初の分析段階で分析テーマの確定をすると説明しましたが、分析テーマの検討はそれ以前から始まっているとも言えます。どういうことかというと、自分が明らかにしようと考えている内容をテーマの形で簡潔に表現するので、思考の言語化、意味の凝縮といった解釈作業の予行演習にもなります。だから、はっきりとしていなくても最初から、何々のプロセスに関する研究という表現にすべきなのです。自分の問題関心がその表現で自分としてもっとも納得でき、同時にデータからさまざまな具体例が類似例、対極例も含めて捉えやすいというバランスを、短いテーマ表現に凝縮して入れ込むのです。テーマ表現の形で簡潔に文章化すること、データを解釈して定義を設定し、概念を命名するという、つまり、意味を検討し、確定し、さらにそれを凝縮表現していくという、この方法の基本的な作業を実はこのときに予行演習的に始めているのです。だから、最初はうまい表現にならなくてもいいのですが、とりあえずであれ、やはりテーマ表現にしていかなくてはなりません。

第6に、これが一番重要な点になりますが、M-GTAではなぜ分析テーマが必要なのかについてです。GTAはgrounded-on-dataの分析を標榜するのに、分析テーマを導入すればその限られた視点でデータをみていくので、それではgroundedな分析にはならないのではないかという疑問があるかもしれません。これが誤解であることはすでに述べてきましたが、この種の疑問はgrounded-on-dataの分析にはデータの切片化が必要という主張と裏腹の関係にあるので、明確に処理しておく必要があります。切片化は一見したところgrounded-on-dataの分析のようにみえます。しかし、M-GTAにおけるgroundedの意味を理解すれば分かるように、groundedとはデータとの最適関係となるまでデータと概念の関係を検討していく作業プロセスをさします。

M-GTAでは研究者の関心を重視しているのはすでに述べてきたので繰り返しませんが、分析テーマとして明確に設定することはデータの意味の解釈、その選択的判断の積み重ねには不可欠であります。決して狭く設定してそれに見合ったデータだけをみていくといった方法ではありません。例えば、グレーザーが一貫して批判的に述べているのは、予め考えたコード（preconceived codes）に合致するデータだけを取り上げていったり、自分の好みのテーマ（pet themes）についてだけデータをみていく分析の仕方です。こうしたコードやテーマをデータに押し当てて、それで分析というのはgroundedな分析ではないと何度も主張していて、彼のストラウス・コービン版への批判のエッセンスもこの点に集約されます。

しかし、グレーザーはそこから一挙にデータの切片化に飛ぶのです。彼の認識論を考慮すると理解できるように、質的データであっても数量的データの分析に近い厳密さを担保する方法が必要であったからであり、さらにその先にデータに基づく理論の成立を目的としていたからです。私の理解では、これがグレーザー的呪縛として持ち込まれたのがストラウス・コービン版で、ここでも分析の基本的技法は切片化とされています。興味深いことに、両者とも切片化だけで分析することの困難性は認識しているようで、ここでは立ち入りませんが、グレーザー版のコーディング・ファミリー、ストラウス・コービン版のプロパティやディメンション、コーディング・パラダイム、あるいは社会的相互作用に焦点をおき条件・相互作用戦術・帰結の組み合わせといった分析枠組みを一般的に導入しています。それぞれを理解するのが大変なだけでなく、分析方法として必要以上に込み入った内容で、実際に使うのはむずかしいものです。

M-GTAはそうした分析枠組みに当たるものは導入していません。もっとも基本的でシンプルなスタイルに徹して考案されており、データの分析は分析テーマと分析焦点者の視点から、基礎作業は分析ワークシートを使い、データから直接生成する概念を分析の基本単位とするという方法です。それぞれのタイプを比較すれば、この特性は理解しやすいでしょう。

スライドの最後の部分は分析テーマとの関連でスーパーバイザーに言及しています。M-GTAではスーパーバイザーを必ずしも熟練者、経験豊富な上位者という意味に限定はしていないのですが、ここでも機能としてまとめてあり、思考の言語化、自明的知識の意識化を実践するときの問いかけ役を念頭においています。

1-13 分析焦点者の設定

分析焦点者の設定

分析上の視点として、**分析焦点者（特定の人間に焦点）**を設定する

概念を生成する際に、その人間の行為や認識、それらに影響を与える背景要因などに照らして、解釈し命名する

<その理由>
＊生成する概念（名称と定義）が、ほぼ一定水準になる
＊他の人が研究結果を理解しやすい
＊特定の人間の行為や認識にポイントをおくので、実践的活用につながりやすい（例：社会的相互作用の場合、患者に焦点をおいた内容はナースにも理解しやすい）

M-GTAでは基本的に２つの点からデータの分析を進めます。分析テーマと分析焦点者で、この２つに絞り込めるところまで方法的に工夫してあります。分析焦点者については第２のインターラクティブ性との関連やその他の項目で何度か言及してきていますが、ここでまとめて説明することにします。

データ分析に入る前に分析焦点者を設定するのですが、この判断はごく自然にできます。ただ、注意が必要なのは条件設定をどこまでするかの判断です。インタビュー調査であればその対象者を抽象化した集団となります。例えば、分析焦点者は大学病院に勤務する医療ソーシャルワーカーとか、乳幼児健診におけるベテラン保健師とか、高齢者ケ

ア施設の現場実習に参加した学生とか、高齢夫婦世帯において要介護状態の妻を介護している夫というように、個々の研究によってはっきり設定できます。

分析焦点者とは実際にインタビューに応じてくれるAさんとかBさんという特定個人を指すのではなく、今述べたような集団として考えます。これは、したがって、まず研究計画から規定されます。さらに調査協力者を確保する段階で当初の計画にはなかった条件が対象者についても追加されることも珍しくありません。その場合、分析焦点者の設定を条件的にさらに限定するかどうかを検討することになります。高齢夫婦世界における夫による妻の介護の例で言えば、協力者を探すために訪問看護ステーションの協力を得ることになった場合、それを分析焦点者の追加条件とするかどうかです。そうした方がよいのではないかと思われるかもしれませんが、ここは慎重な検討が必要です。なぜか、ちょっと考えてみてください。研究計画からくる規定とデータ収集段階で加わった条件とをどのように調整するのかという問題があるからです。

なお、本書では具体的な説明は省いていますが、ヒューマン・サービス領域での研究計画は倫理委員会での承認、および、実際に調査協力を得るため関係機関への説明と理解、調査協力者への連絡の手順、説明と同意など所定の手続きが必要となります。こうした点については他に解説書などもあるので、ここでは立ち入りません。

分析焦点者の設定はM-GTAにおける２種類の方法論的限定のひとつとなります。ちなみに、もうひとつは分析に用いるデータの範囲の限定です。分析焦点者の設定にはデータの分析面だけでなく、もうひとつ重要な方法的意味があります。それは、分析結果として提示するグラウンデッド・セオリーの適用可能範囲、一般化可能範囲は分析焦点者である「人（限定集団）」から示すことになるからです。分析結果の実践的活用を考えるときに、単に類似した現実場面に戻してという言い方では漠然としているので、そこに分析焦点者の視点を入れればとても分かりやすくなります。高齢夫婦の例で言えば、データ収集段階で追加された条件を入れ「訪問看護ステーションを利用中の、高齢夫婦で妻を介護している夫」とすれば、その結果はこの分析焦点者を中心として理解されることになります。限定度が増す分、結果の適用可能範囲、一般化可能範囲もまた限定されてくるという関係になります。ですが、研究の目的が要介護の妻を介護している夫について広く理解しようとするのであれば「訪問看護ステーションを利用中の」という条件を入れないという判断もあります。そうすると、分析結果のグラウンデッド・セオリーはいろいろな機関を利用している場合、あるいは、利用していない場合も含めて、介護している夫について一定の多様性に応えることになります。

この判断は研究目的や分析における追加条件の重要性、

つまり、訪問看護ステーションを利用していることが分析に反映されてくるかどうか、をみて、研究者が行います。

まとめますと、分析焦点者の設定は方法論的限定としてデータの分析だけでなく、その結果が責任を負う範囲を「人（限定集団）」により条件付けるのです。当然といえば当然のことなのですが、明確に方法として規定しておかないと理解と評価が適切に行われなくなる危険があります。分析焦点者を明確に設定しておかないと、審査などにおいて、その論文が守備範囲外としているところに関しても審査者の関心によって要求されるかもしれません。

では、話を分析に戻して、なぜ分析焦点者を設定する必要があるのでしょうか。逐語化されたデータを最初にどのように分析していくのかを、考えてみてください。M-GTAでは分析テーマと分析焦点者からデータをみていくことで、データのある部分に着目するところから分析が始まります。分析焦点者にとってはどういう意味になるだろうかという視点でデータをみていく。つまり、分析者である自分自身が分析焦点者というもう一人の視点を経由することでデータに着目していくのです。

ひとつ注意してほしいのは、分析焦点者にとっての意味を考えると言っても、それは対象者であるAさんやBさんがどう思っているのかだけを理解することとは違います。もちろん、それはそれで大事ですが、本人は意識していないことがら、気が付いていないことがらをも読み取っていくのです。分析焦点者を視点として経由するけれども、意味の解釈は分析者が責任をもって行わなければならないのです。だから、分析テーマと分析焦点者という２つの視点が有効なのです。

分析焦点者を設定するメリットですが、３点挙げました。生成する概念がだいたい一定水準に収まってきます。また、他の人が分析結果であるグラウンデッド・セオリーを理解しやすい。そして、特定の人間の視点からになるので、行為者、相互作用関与者として具体的に人間が想定できるので、理解しやすいだけでなく結果を実践に活かしやすい。M-GTAを用いる研究は比較的限られた現実場面を対象とし、そこに登場する人間も実際には限られてくるし、とりわけヒューマン・サービス領域であれば役割関係もはっきりしている傾向があります。したがって、その中に分析焦点者が設定されれば、全体としてまとまりのある分析結果は他の関与者たちにとって大変参考になります。自分で修正を入れながら、予測に対しても活用していきやすいのです。

最後に、分析焦点者は必ず設定しなくてはならないのかという点について述べておきます。「must（ねばならぬ）」ということではないですが、分析焦点者を設定した方が緻密に、手堅く分析を行うことができるので、とくに最初は有効です。段々習熟してくれば、人でなく社会的相互作用自体に設定することも可能です。

1-14 M-GTAにおけるデータ

M-GTAにおけるデータ

・データについての柔軟な立場とその意味
・質的研究の特性は、**ディテールの豊富なデータの分析**
・逐語化した面接データの使用が多いが、観察記録も重要
・半構成的面接法の特性
・面接は大まかな質問とし、できるだけ自由に話してもらう。許可を得て録音し、目安としては1時間〜2時間程度
・挿入質問の重要性
・データが十分であったかどうかは理論的飽和化との関係で慎重に判断
・収集済みのデータの分析にM-GTAを用いる場合

Grounded-on-dataの分析を基本特性とする研究法である以上、どのタイプのGTAであれデータについての考え方と実際の収集、分析方法を明確にしておく必要があります。ここではM-GTAにおけるデータについて説明します。

データにgroundedな理論の生成を提唱したオリジナル版の原タイトルはThe Discovery of Grounded Theoryですが、この本にはStrategies for qualitative research（質的研究のための諸戦略）という副題が付いています（Glaser and Strauss, 1967＝1996）。日本語訳ではこの副題は採用されていないのですが、副題の意味はかなり重要だと考えています。この本は質的研究それ自体を推奨するのが目的ではなく、理論と調査とのギャップを克服し調査に基づいた理論の生成

を訴えています。そして、そのためにグレーザーとストラウスが考案した研究方法が質的研究、ここでの論点に引き付けて言えば質的データであったということです。この部分に関してはすでに論じているので要点だけまとめておきます（直接的には木下、2006、それ以前には木下、1999、2003）。

データについての視点の逆転といってもよい、独自の立場が打ち出されたのであり、この点は彼らの大きな功績です。調査でデータを収集しそのデータを分析して結果を得るというのが一般的な考え方であり実際に行われていることです。これは基本的に現在でも変わっていません。この場合のデータとは分析に先立って収集され、分析はそのデータに対して行われるという段階的進行となります。これに対して、データの収集と分析を交互に行いながらデータと分析結果が最適関係（理論的飽和化）となるところまで作業を進めることで、データに支えられた理論の生成を提唱したわけです。そのためにはデータの位置づけ、扱い方をそれまでの方式から“解放する”必要があったのです。データそれ自体を規定する方式から、研究者の選択的判断に委ね、柔軟に扱えるようにしなくてはならなかった。これは質的、数量的という以前にデータについての基本的立場なのです。だから、グレーザーは非常に明確に、ストラウスもグレーザーほどではないですが、共にGTAは質的データだけでなく数量的データも活用できる研究方法であると主張しているのです。ただ、気をつけないといけないのは、ここでいう数量的データとは研究者が分析の展開に応じて必要と判断し比較検討するために求めていくデータであって、それがデータの形では数量的であるということです。理論生成のために必要と判断され、目的的に得ていくデータです（理論的サンプリング）。ここまでよろしいでしょうか。

この立場はデータを非常に柔軟に扱うことを可能とします。『データ対話型理論の発見』（Glaser and Strauss，1967＝1996）では、調査で収集したデータだけでなく、他の文献、資料などであっても関連するものであればデータとしていくことが積極的に述べられています。あるいはまた、データに関して次のような説明があります。「集めてきた証拠の中に，全く正確とはいえないところがあったとしても，そのことはそれほど厄介なことにはならないはずだ」（Glaser and Strauss，1967＝1996，32）とか「理論産出が目的である場合には，実は正確な記述と検証はそれほど重要なことではない」（同、39）といった記述、また「理論産出にとっては，正確な証拠はさほど重要ではないのだから、証拠の種類も事例の数もそれほど重要というわけではない」（同、41）といった箇所があります。グレーザーの考えが強く反映されているとは思いますが、一見すると混乱させられかねない内容です。驚いてしまいます。しかし、GTAにとってデータがどのような位置づけになっているかを理解すれば、こうした説明によって彼らが何を伝えようとしたのかも分かります。

ここで混乱しないように、補足の説明をしておきます。M-GTAはデータの収集と分析を交互に、同時並行的に進めるのではなく、始めに一定程度のデータを収集しそれを基礎データ（ベース・データ）とし、その上で必要に応じて追加データの収集をするという方式です。そして、分析自体はGTAの基本特性を活かし独自に工夫した方法で行います。これはデータの収集と分析に関して従来の調査方法と同じ立場にたつことを意味するのではありません。オリジナル版が人を比較単位としてフィールドワークを前提に考案されていたところをインタビュー調査の実際に適用しやすいように修正した結果であり、作業的、操作的には分けますが、段階分けを原則としているのではなく、分析方法、思考方法では基本特性を継承していることはすでに説明してきたとおりです。とくに本項のテーマとの関連からは、データについての考え方と扱い方でオリジナル版の立場、すなわち、分析者をデータに従属させるのではなく分析者の判断でデータを柔軟に扱うことを継承しています。

ディテールの豊富なデータを説明力のある概念を生成するための素材と位置づけ、そうした概念の関係から理論化を試みるM-GTAの方法は、オリジナル版におけるデータの考え方を継承した上でより活用しやすい形に修正したものです。

次に、M-GTAにおけるデータについて説明していきます。第1に指摘しておいたいのは、データの外在化です。これは分析対象とするデータの全体を明示することで、意味の解釈である分析のプロセスが他の人にも理解しやすくするための措置です。質的研究であっても分析プロセスを可能な限り示していくのは適切な理解や評価のために重要なことですし、上述したようにデータの収集と分析を作業的、操作的に分けて進めるのでその実際を理解してもらう上でも大事な意味をもちます。しかも、それだけでなく、これにより質的研究におけるデータの質を議論の対象にできますし、数量的研究の側からみたときに質的研究のひとつの形として理解されやすい。

質的研究であってもデータはデータであるという立場は、先に述べた循環的、螺旋的展開となる3つのインターラクティブ性との関連で言えば、研究者と協力者の関係でもたらされ、研究者と内的他者である分析焦点者との関係で分析され、研究者と応用者の関係で結果となって伝達される対象となります。つまり、それぞれの関係が反映されたものとしてデータは存在することになります。関係自体を論ずることもむろんできますし、それも重要ですが、同時に、関係性を表現した具体的なものとしてデータを捉えることは大きな意味をもつと考えています。例えば、研究者と協力者の共同生成性を尊重する立場に立った研究を行うとしても、その内容は記録され解釈されるわけですから、その作業をどのように行い、誰に対して結果を提示するのかという問題は残ります。一般的傾向として質的研究をめぐる議論ではこうした具体的レベルがなかなか取り上げにくいので、M-GTAの立場はひとつの立場として論点を提起できるでしょう。

第２には、質的研究におけるデータの質に関して明確な立場をとります。これもデータの視点を導入することで論点化できるのであって、M-GTAではデータの質としてディテールの豊富さを強調しています。多様性と複雑さをそのまま表現したものとしての質的データはそれ自体において数量的データとは質の異なる特性を有しています。研究目的によって規定されますが、およそ人間に関わる現象、なかでもヒューマン・サービスが関係する現象はその複雑さにおいて数量的データには馴染まない面があります。質的データはその分、分析者への負担が大きくなるため分析方法の開発が重要となります。一方、数量的データはさまざまな統計的分析方法が活用できたり、なによりも大量データを扱える点で独自の強みがあります。

第３に、ディテールの豊富なデータをどのようにして収集するのかという点です。半構成的面接法を用いたインタビューが多い傾向にありますが、これは上記の点からすれば自然な展開と言えます。データとして調査者が一方向から現実を切り取るのではなく、当事者が自分のことばで経験を語るという行為、またそこでの面接者とのインターラクティブ性も含めて、この方法が適していると考えられます。もちろん、半構成的面接法が唯一なわけではなく、参与観察法、フィールドワークによる観察も重要なデータとなります。観察型であっても、その一部に面接を含むこともよく行われています。インタビュー・データは語られたもの、観察データは調査者による一定の解釈を含んだもの、という違いがあります。私たちの社会生活では文字通りの言行一致ということはあまりなく、言と行の間には幅があるものです。観察データは面接データと相互に補完的関係にあると考えられます。要は、それぞれの特性を理解した上で、研究の目的などの観点から必要性を判断することになります。M-GTAがインタビュー・データに適した方法だからといって、他のデータが関係ないわけではないことは、データに対する柔軟な立場の意味を再確認すれば納得できるでしょう。

半構成的面接法について少し述べますと、私はこの方法は思われているよりも実はむずかしい面接法だと考えています。基本的にはできるだけ自由に話してもらうわけで、実際にはそのようになるでしょう。おおまかなインタビューガイドは用意しますが、その人の経験していることがらを聞くわけで、よほどのことがない限りは自分が日常的に経験しているこまごましたことだから自由に話してもらえるのです。予定していた質問の順番で聞かなくても、あるいは、質問自体をしなくても話の流れの中で語られることはよくみられます。自分が経験したことは1つのまとまりとなっているから自由に話せるわけです。相手によって異なって語られる部分もあるでしょうし、変わらない部分もあるでしょう。どちらを重視するかは研究目的によりますが、ここで言いたいのは、自分の日常的経験は話せるということです。仮にそうでない場合、つまり、自分の中で葛藤や迷いを抱えながら、ストーリーとして安定していない場合にはナラティブ・セラピーなどを想起されるとわかるように語りの相互性は調査とは異なった性格となります。

半構成的面接法では、次の2点でデータの質に関係してきます。ひとつは、挿入質問の重要性です。指摘したように、事前に用意するインタビューガイドがあっても実際の話の順序はある程度入れ違いになるとしてもだいたいは語ってもらえるのですが、ここでの問題は、ただ自由に語ってもらえればそれでよいかということです。そうではないだろうと思います。自身の経験はまとまったストーリーとして、つまり、一定の見方によるものとして語ってもらえるとしても、面接者の判断でどこかでこちらがあえて自由な語りの流れをさえぎる質問をすべきときがあるかもしれない。自由に話してもらいながら、逆にこちらがそれをさえぎって質問を入れる、そのさえぎるということとの兼ね合いが半構成的の「半」の意味と理解すべきであって、詳細な調査票ではなく大まかな質問を用意して、後はただ自由に話してもらうのが半構成的であるということではないと思います。「半」とは被面接者（協力者）と面接者（研究者）との相互関係性、つまり、データ収集におけるインターラクティブ性を確認する意味で捉えるべきです。相手のペースで自由に話してもらいそれをただ聞けばよいのではなく、面接者は聞きながら挿入質問とそのタイミングを考えながらになるので、和やかな雰囲気での面接だとしても内面的には緊張感を維持します。

ではどういう場合に、自分が質問をさしはさんだら良いのでしょうか。誰でも自分の経験は自分なりに意味づけをしているので、語りやすいのですが、語られた見方ではない見方はどうだったのだろうかといった疑問がでてくれば、聞き返す場合となるでしょう。なぜ別の見方ではなく「その」見方なのか、別の見方だったとすればどのように意味づけたのかなど、相手に振り返ってもらい、その上で語ってもらう場合です。話を聞きっぱなしに聞けばデータとしてそれでOKかというとそうではなくて、やはりそこは真剣勝負のやりとりの世界なのです。そして、こちらがさしはさんだ質問の意味は自分でも後で振り返って考え、それを理論的メモ・ノートに記録しておきます。

もうひとつは、協力者がある程度整理して話すために肝心なディテールが乏しい場合です。面接なのでまとまったことを話さなくてはならないと受け止められたりすると、こうしたことがおきます。ただ、経験自体は言うまでもなくディテールが豊富に詰まっているわけですから、少しの工夫で対応できます。ある程度の時間をかければ自然に具体的な内容に話は進みます。30分ではむずかしくても１時間前後話してもらえれば、まず大丈夫でしょう。また、実際の経験の流れに沿って時系列的に話してもらうとか、１日の様子を朝から話してもらうというように、話の切り出しを具体的に示すこともできます。

協力者の同意を得てインタビューを録音し逐語化するのは、ディテールの豊富さというデータの質を確保するためです。面接者のメモと記憶だけでは具体的な内容の把握にどうしても限界があるからです。仮に録音ができない場合には、メモは要約的にではなく具体的内容を記録するようにします。

第４として、データの範囲に関する方法論的限定についてです。データの範囲は最終的には分析を終了した段階でないと確定できません。ベース・データを分析対象としますが、それで十分であったかどうかの判断、具体的には分析ワークシート１つひとつについての理論的飽和化の判断とデータとの関係、それに分析結果全体でみたときのデータとの関係（大きな理論的飽和化）で判断します。追加のデータ収集をした場合にはその実際、ベース・データが量的に十分ではないためか、分析の展開から目的的に収集されたのかどうかなどを記述します。重要な点なので強調しておきますが、M-GTAの方式では２段階で理論的飽和化の判断を行いますがどちらの場合も「した」「しない」の択一的判断というよりも、どの程度しているかの相対的判断となります。データの範囲の設定を条件に入れながら、の判断となります。もっとも、理論的飽和化の判断はオリジナル版も含めて択一的判断としては実践しにくいので、相対的判断になることは本質的にはGTAのどのタイプにも当てはまることです。

最後に２点、述べておきましょう。先ほどインターラクティブ性との関連で触れましたがデータは研究者と協力者の関係を反映しているので慎重に扱われるべきです。このことはデータを説明力のある概念を生成するための素材として扱うことと矛盾するものではありません。ここで指摘しておきたいのは、修士論文や博士論文のために調査を始める人たちがデータに関して慎重で厳密な理解を実践しようとしていることについてです。本格的な研究が初めての人だけでなく、すでに数量的研究の経験のある人たちもが質的研究を行うときにもみられる傾向です。むろん、こうした反応が間違っているわけではありません。しかし、データから意味の解釈をしていくときには伸びやかさ、大胆さも必要です。これでよいのだろうかという疑問は最初から最後まで付いてまわります。意味の解釈ですから選択的判断になりますし、正解があるわけでもありません。そうすると、迷いが生じ、解釈の内容に不安になるだけでなく、自分が作業しているデータ自体が十分ではないのではないだろうかという疑問につながり迷いが拡大する傾向があります。もしデータが不十分であればそれを解釈した結果だって不十分になってしまうという迷いと不安の連鎖です。本項の前半で説明したデータについての考え方を理解すれば、つまり、研究者がデータに従属するのではなく、自身の判断でデータを求めていくことを理解すれば、さらに言えばデータの本質的特性としての不完全性（木下、1999、2003）を思い起こせば、そうはならないのですが、実際にはむずかしいと思います。

データの質については説明しましたが、ある程度の時間にわたり自分の経験を語ってもらっているのであれば大きな問題はないと考えてよいのです。解釈という知的作業は発想ののびやかさが大事ですから、データにあまりこだわるとのびやかさにブレーキがかかります。少なくとも自分の発想が動いていて、いろいろと解釈上のアイデアが出てくるときはできるだけ分析作業を進めることです。それで大丈夫なのは、M-GTAでは研究テーマの設定に始まり分析テーマや分析焦点者の設定、分析ワークシートでの作業、多重の同時並行比較、２段階の理論的飽和化、さらには執筆前の確認事項などまで一連の手順にいくつものチェックポイントが組み込まれているからです。データに関する問題、解釈上の問題は自動的にチェックされる安全装置が付いています。

さて、もうひとつは応用問題です。すでに収集したインタビュー・データが手元にある場合、M-GTAを使って分析できないかどうかです。私の経験では、こうした例は少なくないように思います。データに関するM-GTAの立場を変えることなく考えればよいのですが、どうなるでしょうか。既存のデータをベース・データと同じに位置づけ、データの質を確認して大きな問題がなければ、分析テーマと分析焦点者の設定を検討します。分析焦点者は被面接者から規定できますので、このとき注意が必要なのは分析テーマの方です。分析テーマは研究的関心を反映していることとデータの全体的内容に即して分析ができることのバランスで設定するわけですが、研究計画から始めてデータ収集に進む通常の場合と逆の検討となります。つまり、データはすでに逐語化されて用意されているとして、その内容面は先に確認できます。そうすると、研究的関心を適切に設定できるかどうかがポイントとなります。自分が行った研究のデータであればこの作業はおそらく大丈夫とみてよいでしょう。最終的には分析を始めていく中で分析テーマの成立如何は判断できます。したがって、以上の点を踏まえれば可能性はあると考えられます。残る判断ポイントは、実際に分析していったときにデータが十分かどうかです。最初のデータ収集から時間が経過していることもあるでしょうから追加のデータ収集は考えない方がよいです。そうするくらいなら、新たな研究として計画すべきだからです。むしろ、データが十分ではない場合にはM-GTAとしてではなく、それまでの作業をもとにディテールを直接的に表現に活かす他の記述的分析方法に切り替えます。

1-15 概念生成モデル (concept-indicator model[4])

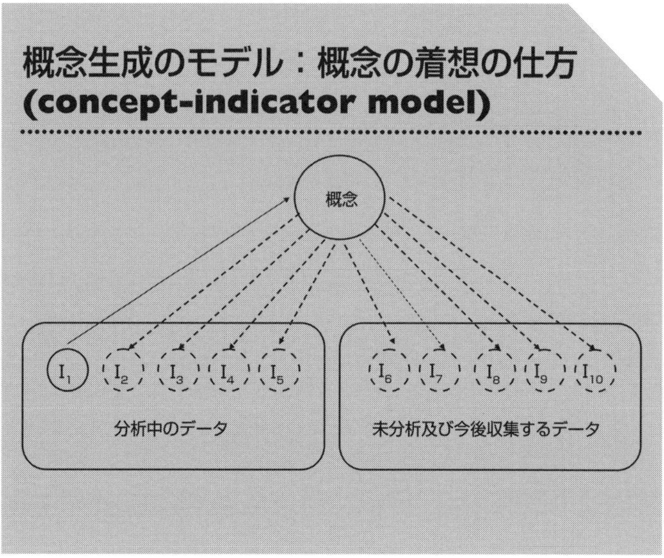

4　ストラウス（1987）では、図ではindicator-concept model（p.25）となっているが、本文ではconcept-indicator model（p.25）となっている。グレーザーはconcept-indicator model（1978, p.62）と表記しており、ストラウスはこれを継承しているので図のタイトルは誤植と考えられる。

M-GTAのコーディング特性

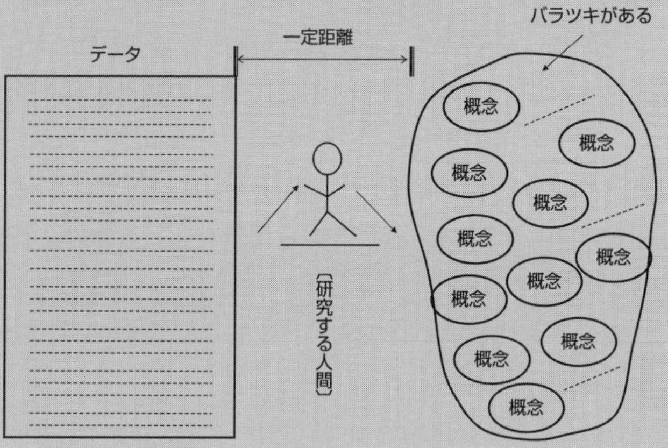

ここでは2つの図を使って、M-GTAにおける概念生成とそれを行うコーディングの考え方を説明します。最初に、概念生成の図、その後でコーディングの図の順で進めます。

M-GTAでは分析結果を構成する最小単位をデータの解釈から生成する概念とするのですが、データと概念の関係を図示したものがこれになります。このモデルはconcept-indicator model（概念－指示モデル）と呼ばれるものですが、最初にグレーザー（1978）によって示され、それをストラウス（1987）も踏襲しているものです。グレーザー、ストラウス、そしてM-GTAとでは図の矢印の示し方に違いがありますが、基本型は変わりません。この図はM-GTAの考え方を表しています。図中の大文字のIはindicatorのIで、番号は個々のデータ着目部分、すなわちヴァリエーション（具体例）となります。

この図は、M-GTAにおける概念生成の最初の作業での考え方を示しています。概念生成にはその後に完成度を上げていく作業が続きますが、その部分は分析ワークシートの説明や他の箇所で関連して説明していきますので、ここではもっとも重要な最初のところに焦点化して説明します。なお、グレーザーとストラウスの間でも矢印の示し方で若干の違いがありますが、彼らの場合は共に概念の生成過程全体を表そうとしています。

M-GTAの図は２種類の矢印でデータから概念を生成するプロセスの始まりを示しています。また、データについては２つに分けて表示しています。そのとき分析中のデータ、通常は最初に分析する１人の人のデータと考えてください。それとこの後分析していく人たちのデータと追加的に収集することになるかもしれないデータです。

データを解釈して生成する概念は一定程度の多様性を説明できることが要請されますので、１対１対応の関係ではなく、比ゆ的に言えば１対10対応となる必要があります。データの中のひとつの具体例の意味を考え、その解釈をもとに概念を考えるのではありません。それですと、その具体例を、ちょっと強調して言うと、その具体例だけを説明する概念を考えることになるからです。そうではなく、その具体例だけでなく他の具体例をも説明できるであろう概念を考えるのです。したがって、概念はある程度抽象化されたものとなります。だからこそ“解釈”なのです。

M-GTAを用いた分析でよくみうけられるのは、概念をたくさん創り始めてしまうことです。これはよくありません。実際にはこの後で説明する分析ワークシートを使いますので、たくさん概念を創り始めるということはその数だけワークシートを立ち上げてしまうことになります。どうしてそうなるのでしょうか。ひとつの具体例とそれを説明する概念という1対1の対応関係で考えているからです。M-GTAの解釈作業の意味が十分理解されていないからですが、その方が心理的に楽だからでしょう。分析作業に入れているように感じられるからです。また、GTAということでタイプ別の違いを十分理解していないと、データを切片化しラベル化する方法とM-GTAの分析方法とを混同している可能性もあります。切片化とラベル化はデータを1対1対応に近い形で次々に置き換えていくので作業としてはやりやすいのですが、それとM-GTAの概念生成法とは作業内容が大きく異なることをます確認しておいてください。

M-GTAでは分析テーマと分析焦点者からデータをみていき、データのある部分に着目します。これが最初の具体例、図ではI_1となります。そして、なぜその部分に着目したのかを考えます。解釈の始まりです。ここで重要なことは、その部分の意味を検討するだけでなく、同時に、それはひとつの具体例であるわけだからそれだけでなく他にもあるであろう類似例をも説明できるかどうかを考えるということです。他の例の可能性についても考えるということで、それが概念からデータの向かう点線の矢印の意味です。つまり、解釈とは実はこの２つの検討をしているのです。よろしいでしょうか。繰り返すと、着目部分だけの解釈だけですと「それ」を説明する概念になってしまいます。しかし、他の類似例をも説明できるであろうという視点を入れると、意味を保持しながら他の具体例も含められるように幅をもたせる必要があります。それを生成し始めた概念の定義としてワークシートの定義欄に記入します。

視点を反転させて具体例の側からみれば、概念の定義とは具体例に共通した意味になっていきます。自分の解釈の適切さを確かめるときに、この視点を活用できます。

こうした説明を聞くと、すごくむずかしくて大変な作業のように思われるかもしれません。しかし、急がば回れという諺がありますが、この方法の方がデータの意味の解釈にリアリティ感がもてます。データに密着した解釈になるので、逆にデータから離れても大丈夫なのです。対照的に、データを簡単にラベル化していくと、データとラベルの関係について自分の中でリアリティ感がはっきりしないままにデータから離れていくことになります。

１対10の例えは他の類似例についての予測的な思考が必

要であることを示していますが、実際にはそれほどむずかしくはありません。というのは、自分でインタビューし、録音の逐語化を行い、さらに分析テーマの設定までにデータの内容全体をみているので、思っている以上にデータに馴染んでいるからです。どういうことかというと、他の類似例を考えるときに、例えば他の人のデータの中に類似例にあたるものがあったようだというようにある程度わかるものです。でも、そこでデータを実際に確認するわけにはいかないので、分析ワークシートの理論的メモ欄に記録しておきます。

次に、２番目の図の説明です。M-GTAにおけるコーディングの特性を示したものですが、ここでは概念のバラツキがキーワードになります。M-GTAでは分析の主体として【研究する人間】（詳しくは、木下、2003）を明確に設定し、その人間の選択的判断で解釈を進めます。質的データの解釈とは意味の選択的判断であり、その積み重ねである以上、どのようにしたら適切に判断できるかという問題だけでなく、その判断を行う人間についても議論の対象とすべきだからです。【研究する人間】はM-GTAにおける立場を示すものです。研究計画の策定から研究テーマの設定、データ収集、分析テーマと分析焦点者の設定まで方法論的限定の判断を含めて作業をしてきたのはこの【研究する人間】に当たる人です。その人がデータの分析を行うのです。３つのインターラクティブ性における研究者がこの人間です。

何度も述べているように、分析テーマと分析焦点者の視点からデータを分析していくのですが、この説明から次のことが理解できます。【研究する人間】は通常は１人であるということです。もちろん複数の場合もありえますが、【研究する人間】の条件を共有できている場合で文字通りの意味での共同研究者の場合です。そのことよりもここで指摘しておきたいのは、【研究する人間】以外の人間が分析だけを行っても同じ結果にはならないということです。他の人が同じデータを分析したら同じ結果になるのかという疑問が出されることがあります。いわゆる再現性の問題で、どの程度意識化しているかはともかく「同じであるべきだ」という前提判断があります。別な言い方をすれば、分析者の主観が結果に影響を与えているのではないか、であれば偏った見方の可能性があるという反応です。素朴な見方ともいえます。また、分析した本人ですらそのように考えていることもあるかもしれません。再現性とは何か、主観とは何か、偏った見方とは何かを論じることもできますが、ここでは立ち入りません。M-GTAを理解すれば十分です。

M-GTAは、【研究する人間】が同じでない以上、分析結果が異なるのは当然のことであって、同じになる方がおかしいという立場です。ただし、【研究する人間】に関心をもち、分析テーマと分析焦点者を共有しているのであれば、まったく同じ結果にはならなくてもある程度似通った結果になると考えられます。分析する人の専門分野や関心の有り様も当然反映されますが、全く別の結果にはなりません。

図に戻りましょう。【研究する人間】がデータを解釈して直接概念の生成を始めるのがM-GTAですので、データと概念の関係は常に一定距離となります。ここにデータにgroundedであることのひとつの意味があります。一般的なコーディングのようにデータから１次コード（ラベル）化し、そこから要約して２次コード化、さらに包括的な３次コード化というデータから間接的に離れていく階層的なまとめ方と、M-GTAとは異なります。Grounded-on-dataに徹します。そうすると、図が示すように実際には生成する概念には意味の範囲の広いものや狭いものなどバラツキがみられます。

なぜバラツキがみられるかというと、データの着目箇所の内容によって具体的であればそれをひとつの具体例とする概念の意味の範囲も比較的絞られてくるし、他方、心理的状態や認識などに関わる内容であれば広い意味範囲をもつ概念となっていく可能性があるからです。着目する箇所の意味が具体的過ぎるとか大きすぎるという心配は不要で、分析テーマと分析焦点者の視点からのびのびと解釈していってよいのです。

したがって、図のように生成する概念にはバラツキがみられるのはむしろ自然なことです。概念を分析の最小単位としますから、バラツキがみられれば、これは勿怪《もっけ》の幸いなのであって、必ず相互の違い、意味の落差を比較検討できるからです。その過程である概念がカテゴリーになっていくこともあります。

M-GTAでは分析テーマと分析焦点者からデータをみていきますが、他のGTAでは対立状況にありながらも、コード、ラベル、プロパティ、ディメンションなどの分析枠組み、グレーザーで言えば６つのC（Contingent/偶発的可能性、Covariance/共変要因、Cause/原因、Consequence/帰結、Condition/条件、Context/文脈……これらは関係図として提示されている）や原因と結果の因果モデル（Glaser, 1978, pp.74-75）、あるいは､条件・帰結マトリックス（Strauss and Corbin, 1998＝2004. p.230）など、grounded-on-dataの分析を標榜しながらも実は分析枠組みを提案しています。データを解釈する一定の仕方を示しているわけで、なぜそうした提案をするのか考えてみるのもよいでしょう。また比較の仕方もアル・ナシ、大・小、成功・失敗といった単純な二項比較の形であり、質的データの特性を多様性や複雑さをできるだけそのまま表現したディテールの豊富さとみる立場からすると、深い解釈の重要性を主張せずにはいられません。

話をまとめましょう。概念生成の際に気をつけてもらいたいのは、簡単に概念をつくらないということです。とくに最初ほど。なぜなら、先ほど説明したようにひとつの概念がひとつのことだけを説明するのではなく、ひとつの概念がある程度の多様な現象を説明できるような、そういう概念を創りたいのです。そのためにはヴァリエーション（具体例）がいくつかあることが必須条件です。ただし、同一例ではなく類似例であること、ここがポイントです。簡単に概念を創り始めてしまうとデータからそこで離れてしまいます。解釈作業でデータから離れるということは非常に重要で、離れるからには捨ててもよいという判断が必要です。

もうひとつ、切片化はしないのです。むしろ、意味の流れを重視する立場です。切片化不要論はすでに触れてしているので、あまり説明はいらないと思いますが、以下の点は確認しておきましょう。データの切片化とは“グレーザー的呪縛”（木下、1999、pp.209-211）なのであって、質的データの分析技法として、ひとつの特定の立場に基づいているものです。切片化とは、数量的研究方法が基礎とする認識論にたつグレーザーが、仮説検証中心でその成果が理論化へと展開しない60年代の社会学研究の在り方に対して、データに視点を切り替えその解釈からギリギリ言えるところにおいて理論化を試みようとして考案した方法であり、そのためには多種多様なデータを使う必要があり——これがオリジナル版における質的研究の意味です（木下、2006）。そして、数量的分析と同等程度の厳密さを担保するために分析者をデータから切り離した中立的、客観的位置におくために、データの文脈性を破壊し、切片化したデータ部分を個別に比較検討する方法だったと考えられます。これはこれで機械的に徹底すればひとつの分析方法になり得ます。しかし、意味の解釈が質的分析の固有性であるとする立場からは、採用しにくいものです。解釈の客観性のためとか、先入観の混入をチェックするために切片化の技法を用いても、深い解釈にはならないでしょう。そもそも客観性とは何か、先入観とは何かをまず論じなくてはならないし、それ以上に問題となるのは、質的データを扱うわけですから実際の分析においては何が自分の先入観であるかはわからない。要するに、切片化は分析過程において根本的に異質なものをつなぎ合わせることになるからです。少なくともグレーザーにとっては明快であったとしても、認識論も含めたその意味はストラウスには同程度には共有されなかった、というか、彼は自分の研究スタイルをもっていたから技法自体にはあまり関心はなかったのではないかと思われます。1987年の本をみても、彼が意味の解釈に非常にていねいであることはよく分かりますが、切片化をシステマティックに行って分析を進めているとは読めないのです（Strauss, 1987）。

1-16 分析ワークシートの作成

分析ワークシートの作成

概念生成時には必ず、生成した概念の名称、その定義（データの解釈を論理表現。名称は仮であっても定義により論理的密度は設定できる）、最初の具体例を記入。

概念ごとに、ワークシートを作成：**1概念、1ワークシート**

概念名：
定義：
ヴァリエーション：（具体例・データの一部）
理論的メモ：（解釈の検討記録。その時の疑問、アイデアなどを記録）

分析ワークシートの例

概念名	
定　義	
ヴァリエーション（具体例）	・ ・ （追加記入していく）
理論的メモ	・

分析ワークシート作成の留意点

最初の概念生成が非常に重要
データの解釈の深さ、論理的緻密さが決まってくる

概念の有効性は分析を進めていく中で、どの程度ヴァリエーションが豊富になるかで判断する。必要に応じて、再定義、再命名、具体例の仕分けを行う。

生成中の概念定義に照らして、類似例と対極例の両方向で比較検討を行う。現象がみられる最大幅、解釈の最大幅を確認し恣意的な偏りを回避する。

対極例がない場合には、その点を明示する

M-GTAでは分析ワークシートと呼ぶ書式を使って基礎的分析作業であるデータからの概念生成を行います。ここではこのもっとも重要な分析方法について説明していきますが、始めに指摘しておかなくてはならないことはワークシートを使うのはデータの深い解釈を実行し、データにgroundedな概念を生成するためであり、ただ単に作業として行うのではないことです。先ほど概念の説明をしたときに、概念は簡単には創らないと述べました。大事なのは、できるだけていねいに、多角的に、比較の思考方法を活用しながらデータの意味を検討することです。別な言い方をしますと、自分が作業をしていて自分自身が納得できているのかどうか、つまり、解釈内容にリアリティ感が伴うかどうかを自分でチェックしてください。解釈上のアイデアがいろいろと浮かんでくるかどうかもチェックのポイントです。こうした点を最初に強調するのは、スタートが十分でないとワークシートの作業をどんどん先に進めても分析

が深まっていかないからです。中途半端な分析にならないよう、注意してください。

では、説明に入ります。最初に、分析の全体の流れを確認しておきましょう。

まず分析ワークシートを使って、データから説明概念を創っていく作業があります。概念１、概念２、概念３と、１概念・１ワークシートで、概念生成のためのワークシートを順次立ち上げつつ、それぞれの概念についてデータをみながら完成に向けた作業を進めていきます。同時に、自分が生成しつつある概念と他の生成途上の概念の関係を個別に見比べて検討していきます。概念のまとまりを創っていくこの作業が、カテゴリーの生成です。当然ですが、２つ以上の概念の関係は１つの概念だけよりもより多くのことを説明できます。

同時並行の作業は、概念を個々に完成させていくレベル、概念と概念の個別検討からカテゴリーを生成していくレベル、カテゴリーとカテゴリーを比較しながら全体の中心となる概念あるいはカテゴリーをみいだしていくレベルに区別されます。比較の項目での説明を思い起こしてください。ワークシートは分析の最小単位である概念を生成するために行う作業なので、だんだんと比重はワークシートを完成させる作業から、複数の概念のまとまりであるカテゴリーと、カテゴリー相互の関係の検討へと移行していきます。そして、分析結果全体のコアが何になるかを検討しながら、データとの確認作業を行っていくのです。

ただ、研究対象によっては必ずしも1つのコアでなくてもよく、あるいは、コアをひとつの概念が占めることもありますが、ポイントは分析結果が分析テーマとの関連で重要な“うごき”、何らかの変化のプロセスを説明するところにあります。

このように多重的同時並行の分析作業は異なる抽象度のレベル間の比較になるわけですが、常にgrounded-on-dataの原則に則って進められるので、全体の作業が拡散することはなく、むしろ収束化を促していきます。つまり、grounded-on-dataということは、データとの関係で解釈内容が常にチェックされていくという意味で、分析を成功させる安全装置なのです。なぜなら、データで確認できない解釈的アイデアは分析に取り込むことはできないからです。逆に言えば、重要な解釈的アイデアであればあるほど、理論的サンプリングによってデータとの確認を目的的に行っていきます。

さて、冒頭に挙げた2枚の図ですが、最初が分析ワークシートの概要とその書式、最後が作成上の留意点になっています。データも最近ではデジタルファイルが一般的なので、実際の作業はパソコンで行うのが効率的です。ここでは逐語化されたインタビュー・データを対象に説明します。なお、パソコンで行う場合にも分析ワークシートはエクセル（表計算ソフト）ではなくワード（文章ソフト）が適しています。これは、データに対して密着と離脱という視点の切り替えをはっきりと、頻繁に行う上で、また概念と概念を個別に比較するときに、エクセルよりも１つひとつのファイルを個別に扱えるワードの方がやりやすいからです。思考と判断をメリハリのあるものにするからです。ですので、ワークシートは個別にファイルをつくります。

今述べたように、概念を創るということは、１つの概念に対して１つのワークシートを立ち上げることです。１概念・１ワークシートとするので、最終的には概念の数だけワークシートも作成することになります。作成順に番号を付けると管理しやすいです。ワークシートは４つの欄から構成され、上から順に概念名、定義、具体例（ヴァリエーション）、理論的メモ、となります。書式例も参考にしてください。ただ、こうして罫線を入れた表にまとめるのは報告論文に付録として添付する際の清書用であって、分析作業の時には４項目が自分でわかるようにすればそれで構いません。とくに具体例（ヴァリエーション）の欄には多くのデータが入ってきますから、それなりのスペースをとります。また、理論的メモ欄も解釈のときのアイデアや疑問などが記録されていくので、具体例欄ほどではないとしてもかなりの記述となります。要するに、追加記入をどんどんしていくので作業しやすい形で構いません。実際の様子は第２部でご覧ください。

ワークシートの立ち上げは、次のようになります。まず、誰のデータから分析するかを決めます。分析テーマの設定のときや、逐語化をすればその作業をとおしてデータ全体に馴染んできているので、データの内容が具体性に富んだ人のデータから分析を始めるのが効果的です。ただ、必ずそうでなくてはならないというわけではありません。通常、最初の分析例から一番多くの概念を生成し始めるので、その方が効果的だということです。

データをみていってどこかに着目します。これがデータとの最初の分析的接点になります。長い作業の始まりです。この判断は最初ほどむずかしいのですが、分析テーマと分析焦点者に照らしてデータをみていき、関連があると思われる部分に着目します。ただ、こう言われても、いざ始めてみるとどこを取り上げてよいか迷います。関連がありそうかどうかでみると、どれも関連ありそうに思えます。判断のコツは、最初は細かく検討していくことです。着目箇所がA4サイズのデータで１頁も２頁もないということはまずないと考えて構いません。まず、自分の判断でワークシートの作業を始めてください。M-GTAでは概念が成立するかどうかはその後のデータとの確認作業で判断していけますし、概念がバラツキ状態になっても相互の比較で関係づけられていくので、分析を進めていく中で必要な調整はできます。

データに着目すると、今度はどこからどこまでを取り上げるか、その範囲を判断します。これが、最初の具体例

（ヴァリエーション）となります。データの切片化ではなく、あくまで自分の選択的判断としてデータのある部分に着目するわけです。そして、当該部分をコピーしてワークシートの具体例の欄に貼り付けます。コピー&ペーストです。このとき、もとのデータに対しては抜き出した部分を網掛け、色変えなどによって抜き出した箇所がデータのどこであるか自分で後でもわかるようにしておきます。一方、ワークシートに貼り付けた部分についてはそれが誰あるいは何番の対象者のデータからのものであるのかがわかるように最後にメモを入れておきます。もとのデータの何頁何行目という情報を加えても構いません。印は自分で工夫して構いません。これは、いつでも元のデータに立ち返って確認できるようにするための作業です（coding and retrieval）。

当然、なぜその箇所に着目したのかを考えます。そして、その意味は何かを考えます。最初からすんなりと解釈が出るわけではありません。実際にはアレコレ考える作業を通して自分が何に関心があり、なぜこの調査を計画したのかという、研究テーマから分析テーマへの、すでに終わっているはずの作業を振り返り、分析テーマの確定をすることがごく普通だと思ってください。私たちは自分が思っているほど自分の考えや関心についてはわかっていないものです。ですから、ここから思考の言語化を本格的に始めます。必ず越えなくてはならない関門で、集中力と努力、それにスーパーバイザー的役割の人が助けになります。その研究に関心をもち、分析者をサポートしようとする人たちがグループで一緒に作業することで、後押しになります。

具体例として抜き出した部分の解釈が絞れたら——最初はこの判断もなかなかしにくいのですがここは思い切ってする必要があります——、その内容を簡潔な文章で定義欄に記入します。そして、定義をさらに凝縮した言葉を考え概念名の欄に書きます。これは定義以上にむずかしいもので、最初からうまくいかないものです。ここでのポイントは仮でもよいので定義の記入と概念名を入れることです。とくに定義は解釈内容で、その後の比較作業の基準となっていくので必ず記入します。ひとつの選択的判断として実行しておくことがなぜ重要かというと、意味の解釈という分析は一貫してこの判断をしていくことになるからです。ただ、そんなに深刻に考えなくてもよいのは、他に具体例がないかデータを続けてみていくので、具体例が追加されていく中で定義や概念名を修正することができるからです。こうした修正は概念間の比較のレベルでも必要に応じて行われます。

概念の命名に苦戦したり、その前の作業である定義の確定がうまくできないと、次のようなやり方をすることがみられるのですが、これはできるだけ避けた方がよい。どういうことかというと、最初の具体例について解釈を十分検討せずに、つまり、定義と概念名を記入する作業を先延ばしして、データから他の具体例を探し始め、該当すると思われる部分をワークシートに抜き書きしていくことです。で、いくつか具体例が集まったところでそれらを見比べて定義と概念名を検討するというやり方です。類似例がいくつかあるのが確認できることもあり、自分の判断で大丈夫そうという気持ちになります。しかし、この方法はお勧めではないのです。なぜか、ちょっと考えてみてください。

データと概念の関係についての箇所で説明したように、M-GTAの目的は自分のデータを説明するだけではなく、データを超えて説明力のある概念を生成することであって、データはそのための素材ということでした。また、概念を生成したら素材であったデータは捨ててもよい（データから離れろ）という言い方をしました。重要なのは自分が生成する概念の有効性なのですから、視点の切り替えをはっきりしていく必要があります。非常に微妙な違いなので分かりにくいかもしれませんが、本質的な点でもあります。類似例をいくつか集めてからといっても、そのとき一体何を基準に類似例であると判断しているのでしょうか。実は自分の中に一定の基準らしきものがあって、それは多分あやふやなものではないはずです。私たちの日常的思考のパターンだからです。しかし、M-GTAの考え方として説明しましたが、解釈を緻密にしそのプロセスを理解可能な形にしていくために、日常的にははっきりと表現しなくてもすんでいるところを思考の言語化により外在化していく必要があるからです。質的データの分析の信頼性を内容面で担保するための方法です。慣れるまでむずかしいと感ずるかもしれませんが、徹底することで身につけていけます。能力の問題ではありません。

着目部分の意味を考え概念の生成を始めるときに、最初は慣れていないこともあり次のような場合がみうけられます。着目した部分の意味を考えているつもりでも、はるかに大きな意味で考えてしまい抽象度の高すぎたり包括的な概念になってしまう場合があります。気負いすぎなのだと思いますが、“立派な”概念を創ろうとするからです。分析、概念、研究などの言葉がそろうと、高度な知的作業をしなくてはならないだろうという思い込みがあるのでしょう。あるいは自信がないと、自分の専門領域で既に確立されている概念をもってくることもあります。データの解釈として自分が考えた意味はその概念なら大丈夫、説明できると考えるからです。しかし、grounded-on-dataで分析するのですからあくまでデータの着目部分から言える範囲で解釈する必要があります。深く、大きく意味を考えあまりかけ離れてしまうとデータと概念との距離バランスが崩れます。概念生成の項目を振り返ってください。この点をチェックするには、自分が考えた概念の方から具体例をみてみることです。概念に求められるのは一定程度の多様な具体例が説明できるかどうかであって、実際の具体例以外にもあまりにもたくさんの場合が説明できそうであれば概念が大きすぎると考えます。「このデータ（具体例）だからこの概念になる」、「この概念ならこのデータ（具体例）を説明できる」、この両方からのチェックします。そして、この中から独自の解釈が着想されることも珍しくはありません。

概念や定義は、いったん生成し始めれば変わらないのではありません。もちろん、変えてはいけないわけでもありません。実際は逆で、類似例が増えるごとに定義に照らして検討し、必要な場合には修正していきます。こうした作業を繰り返してワークシートは完成していくのです。一定の多様性のある具体例（複数）と概念の関係を最適化していくこと、それがgrounded-on-dataの分析を意味するのであり、データとの間を行きつ戻りつしながらの作業プロセスです。だから、コピー&ペーストの作業をしていき具体例が増えていけば、それだけでgroundedな分析をしていることにはなりません。データ（具体例）の解釈、その解釈からさらにデータへの確認をし、これを交互にしながらデータに最もフィットする概念に仕上げていくのであり、1つひとつの作業が解釈と連動して進められます。検討した内容はできるだけ理論的メモ欄に記入していきます。ここまでよろしいでしょうか。

関連して概念の命名の仕方についても触れておきましょう。M-GTAで提示される概念には変わった命名のものがみられるという反応があるようです。奇抜と思えるものから話し言葉のようなものまで散見されると、これで「概念」だろうかと疑問に思ったり、戸惑ったりすることがあります。ここでは概念の生成方法に問題がある場合ではなく、M-GTAに基づいて生成された概念の特性として説明します。先ほどデータ（具体例）と概念の距離バランスについて話しました。そこから言えることは、大きすぎる概念、抽象的すぎる概念、つまり、一般に思われているような概念らしい概念である必要はないということです。これまで述べてきたM-GTAにおける概念の特性をよく理解してください。

一方、データ（具体例）を解釈した結果を表すわけですから、ごく日常的な言葉を概念にすると自分の解釈の独自性、すなわち、「このデータだからこの解釈」という部分が表現できにくくなります。日常的、一般的な言葉は概念となったとき、理解しやすさがある反面、それが説明できる内容、範囲があいまいになってしまい、距離バランスが崩れやすくなります。したがって、兼ね合いの判断になります。概念名が多少の違和感をもたせるものであったとしても、それは結果を適切に理解してもらうためであれば重要な戦略なのです。もちろん、だからといって奇抜であればよいわけではありません。概念を簡単に創らないとも指摘してきました。基本を確認すればよいのですが、概念名は定義を凝縮表現したもので果たすべき役割があります。しかし、その意味は定義欄に記入されているので概念名によって意味自体がぐらつくわけではありません。概念名は定義とセットですから、その関係を論文の中で明確に示していけば、なじみにくそうに思える概念であっても独自性のある概念になり得るのです。

さて、ワークシートの書式の説明に戻りましょう。データから抜き書きした部分の解釈を試みるときに、定義として採用する意味の他にいくつかの意味の可能性も検討することになります。また、関連していろいろな疑問、アイデアが出てきます。最初のワークシートのとき、分析の初期段階ほど、たくさんでてきます。最初の比較材料を創るときだからであり、まだ分析の方向性が見えてこない段階なので、いろいろ出てきてよいのです。そこで、それらを忘れないように理論的メモ欄に記録していきます。記入のコツは、〜はどうなのか、〜だろうか、といった疑問形の短文にしておくことです。そうすれば後で、確認を忘れないからです。記入の日付を入れておいてもよいでしょう。疑問やアイデアは分析のときだけでなく、後になって浮かぶこともあるからです。

いろいろな解釈可能性を検討すること、すなわち、オープン化の作業のときには、グループでの共同作業が有効です。その研究について関心を共有し分析テーマと分析焦点者を確認していることが条件です。なぜ有効かというと、最初の段階では分析経験のない人が１人でするよりも、複数が参加していろいろな着目判断と解釈が出せばオープン化を効果的に始められるからです。そのとき重要なのはグループの役割はいろいろな可能性を出すことであって、一緒に分析をすることではない点です。ちょっと分かりにくいかもしれません。実際には共同分析的な展開になりますが、それは分析者が多くの視点をもてるためであって、それにより自分の関心を明確化できること、そして、いろいろ出してもらった考え方の中から自分がもっとも適切と思えるものを選択判断していくためなのです。一緒の作業のときにその判断がすべてできませんので、グループでの検討のときはワークシートの理論的メモ欄にたくさんのメモが残ります。グループは、分析を離陸させるための補助エンジンのような役割を果たします。

こうした場合を含め理論的メモ欄は、概念生成における分析プロセスの記録になるのです。聖路加看護大学の萱間先生は理論的メモ欄を「思考のログ」と言われたのですが（看護研究のM-GTA特集号の対談、2005）、絶妙の表現です。実際、私が他の人の分析状況を理解するときに最初に注目するのはワークシート全体の中でも理論的メモ欄です。定義や概念名が分析の結果部分を示すのに対して、理論的メモ欄には分析をどのように行っているかが記録されているからです。解釈がどの程度緻密であるのか、比較へと展開できそうか疑問やアイデアなどがどの程度か読み取れます。ただ、これは一義的にはあくまで自分のため、思考の言語化のための作業であり、概念生成における分析プロセスを人に理解してもらうのは二次的目的です。

なお、概念生成に限定してでなく分析全体に対してのさまざまなアイデアは、ワークシートとは別に理論的メモ・ノートに記録していきます。これは日記風に時間の順序でメモしていきます。

理論的メモ欄に関連してもう一点触れておくと、記入内容が後に論文を書く段階で役に立つというもうひとつの副次的活用法があります。最初の段階ほどいろいろなアイデア、疑問を考えるわけですが、分析が進むにつれて選択的判断の積み重ねで収束化へと向かいます。初期段階で自分が疑問に思ったことを確認済、処理済にしていくと、そうした疑問は自分の思考の中からだんだんふるい落とされ、抜け落ちていきます。忘れていきます。これは自然なことですが、分析結果を論文に書いていくときに、つまり、自分が理解したことを他の人が理解できる形で書いていくときに、実は、読む側から見ればその分析者がある段階で疑問に思ったことをその論文を読みながら同じように疑問に思ったりすることはよくあることです。査読で、そうした点を問われるかもしれません。そうすると、全体が理解しやすいように書こうとすれば、ある段階で自分が思ったことをそれはすでに確認済みであると記述の中に適宜、選択的に入れていけば、取り込んでいけば読む側にもわかりやすくなります。結果だけをポンと最後に提示されるよりも、そこに至るプロセスの重要な部分、疑問に思う部分とは選択的にどちらに判断するかという問題となるものなので、そこを自分は検討していて、その結果がこうだというように説明していけば、読む側としても不必要な疑問を残さなくて読んでいけます。で、そういう材料が実は自分がつけていく理論的メモ欄にいっぱい残っていくのです。

では、最初のワークシートの立ち上げについて確認しておきましょう。作業の順序は、データのある部分に着目し、そこをコピー&ペーストでワークシートの具体例の欄に転記しています。その意味を定義欄に、さらに短い言葉に凝縮したものを概念名欄にそれぞれ記入します。解釈の際に検討した内容、アイデア、疑問を理論的メモ欄に記入する。すでに述べたように実際にはテンポよくできるものではないですが、ワークシートの立ち上げはこのようになります。

その次の作業です。ワークシートを立ち上げると、今度は、その概念が果たして成立するかどうか、その完成度を高めていく作業となります。データの抜き書きした箇所からさらにデータをみていきます。他に具体例がないかどうかを探します。類似例の探索で、該当する箇所は順にワークシートの具体例（ヴァリエーション）欄に転記していきます。ここで重要なことは、定義欄の内容に照らして類似例かどうかを判断することです。しかも、類似例であって同一例ではない、ということです。概念生成モデルで説明したように、概念とは一定程度の多様性を説明できる点にその有効性が求められるものであるから、これは当然なのです。したがって、類似例かどうかの判断基準はすでに抜き書きしてある具体例と比較してではなく、つまり、具体例同士の比較ではなく、定義に照らして判断します。M-GTAの分析の成否に関わる実質的作業部分です。

ワードでの作業の場合には分量の心配はいらないので、順次追加していきます。ワークシートの４つの欄の内、一番多くのスペースをとるのは具体例欄で、ちなみにその次が理論的メモ欄となります。具体例には短いものもあれば、長いものもあります。意味のまとまりとして判断するので長さは問題ではないのですが、長い場合にはどういう意味で解釈したのかが後でわかるように、また、データ部分の中でとくに重要なところには色分け、下線などで目印をつけておくとよいでしょう。こうした工夫は長い具体例の場合だけでなく、同じデータ部分を２つ以上のワークシートに具体例として使うこともときどきありますので、どちらのワークシートにはどの意味で判断したのかが分かるように、自分のメモを挿入し記録しておきます。こうして具体例がある程度確認できて初めて、創り始めた概念が成立できそうであると判断できるのです。

１人目の分析が終わると、同じ方式で２人目のデータを分析します。すでに説明したように、データ提供者の個人としての統合性は解体しますので、１人の人のデータの分析が終われば、次の人のデータへと順次進みます。ここで継続されるのはワークシートであって、個人としてのデータ提供者、Aさん、Bさんではありません。データ提供者は変わっていっても分析焦点者は一貫しているので、データをみる視点がブレることはありません。ですから、1人目のデータで立ち上げたワークシートそれぞれについて2人目のデータについても同じ作業、つまり立ち上げたワークシートを完成させることと新たな概念生成のためのワークシートの立ち上げです。

ここで次のような疑問をもたれるかもしれません。1人目のデータからそれなりの概念生成を始めるとしてもパーソナリティや価値観などその人、固有の面があるはずだから分析にも影響を与えているのではないのか、という疑問です。人による違いは当然ありますし、データに反映されていないと断言することもできません。しかし、M-GTAではワークシートを継承して分析を進めるので、2人目以降のデータから具体例が出てこなければ最初の人に特有であると判断できますし、2人目以降から具体例がみられれば概念として成立する可能性が高いと考えるのです。つまり、ある特定のデータ提供者、個人にだけ関わる内容であれば分析ワークシートでの比較検討の過程でチェックできます。

データ提供者の違いと分析との関係でみると、別の人のデータに移行すると新たな概念生成を始めやすいということはあります。ただ、そうした傾向は始めの段階での数名のレベルであって、進むにつれて新規にワークシートを立ち上げるのではなく確認的な内容となっていきます。拡散ではなく収束化に向かいます。

今述べたことを別にみると、具体例（ヴァリエーション）が偏る場合の考え方です。データの分析を進めていってもある概念の具体例がすべて同じ人のデータからしか出てこない場合です。これですと、そのデータ提供者についての説明概念にはなっても他の人には関連がないことになるので、他の概念との比較でそれが重要な位置を占めるようであれば、本当にないかどうかデータとの確認作業をていねいに行います。それでも同じ結果であれば、概念としては不成立と判断します。

また、具体例は複数のデータから確認できても、大部分が１人の人のデータからという場合も起こります。自分が生成しつつある概念の例示としてピッタリと思えるものが同じ人からのものであるということは珍しくないです。こうしたときは、定義と具体例の関係を慎重に検討します。その上で、論文中の例示の選択は１人に偏らないようバランスを考えます。注意してほしいのは、こうしたことは分析者の判断に偏りがあるからというよりも、データ提供者の中には言語表現が豊かな人がいるためでたくさんのディテールがあるからと考えられます。インタビュー調査の経験のある人はすぐに思い当たるでしょうが、年齢や教育歴、職業などとは関係なく、そうした人はいるものです。

ワークシートでの作業は必要に応じて途中でいくつかの

調整を行います。定義と概念名は具体例がそろうにつれて最適となるよう見直しをします。具体例が十分でないときには他の概念との統合が可能かどうか検討します。同時並行で、概念と概念の関係についても概念が完成する前の段階から進めるので、統合や吸収の判断は思ったよりも自然にできます。

具体例がほとんど見つからなければ、最初に考えた概念自体が無理ではないかと考えます。その場合には、ワークシートの作業は打ち切ります。そして、具体例が他の概念の具体例として使えそうであればそちらに移します。

逆に、具体例が非常にたくさんになる場合、大きく分けて２通りの対応が考えられます。第１に、ヴァリエーションは確認できたのでワークシート段階での飽和化と判断し、類似例の検討作業はそれ以上は不要として終了します。数の問題ではないからです。第２には、定義に幅がありすぎて膨らんだ場合で、このときには、例えば条件を入れるなどして定義内容をもっと限定し、複数の概念へと仕分けしていきます。言うまでもなく、仕分けした概念は相互になんらかの関係にあるので、概念間のまとまり、つまりカテゴリーへの一歩となる可能性があります。

概念の完成度を上げるために必要なもうひとつの作業が、対極例の検討です。類似例ではなく、対極例がデータにみられるかどうかをみていくのです。このときの比較基準は類似例のときと同じで、概念の定義となります。対極比較にはいくつかの重要な意味があるのですが、第1に、自分の判断が自分で気付かないうちに偏ってしまう危険をチェックできます。対極の該当例があればそれを具体例として新たにワークシートを立ち上げるので、例外を排除するのではなく逆に分析に取り込むことができます。当然ですが、その場合この2つの概念は対照的な関係となります。

第2に、対極比較とは、データをみていくことで具体例が実際に現象としてみられる最大幅を確認する意味と、概念のレベルでの比較から自分の解釈の最大幅を確認するという2つの重要なチェックをすることです。自分が生成しつつある概念の説明範囲を、これにより最大化させるのです。換言すると、最大の範囲の検討となるので、基準とする概念の定義内容によっては、もっとも遠い類似例はもっとも近い対極例というような場合が考えられます。実際にはあるかどうかよりも、類似例と対極例の判断は相対的であるので、自分の判断をはっきりとしていく必要があると理解してください。

対極例のチェックは慣れればワークシートを立ち上げたところから始められますが、最初は先に類似例を確認してから対極例のチェックをするのでも構いません。そんなことをすればチェックを始める前にあれば気付けないではないかと心配になるかもしれませんが、大丈夫です。該当例があるとすればチェックを始めてからでも確認できるし、すでに終わったデータにあったとしてもかなりの確率で思い出せます。データの収集、逐語化などを通して十分に内容に馴染んでいることもあり、私たちはデータ自体については相当に詳しくなっています。それでも対極例をデータで確認する必要があると判断したら、最初からみていけばよいのです。それほど時間をかけなくてもこうしたチェックはできます。

ところで、比較のレベルの項目でも説明しましたが、M-GTAでは対極例のチェックをしていっても該当例はない場合が多いです。しかし、対極例のチェックをしたかどうかは分析上は大きな意味があるので、チェックをした結果はきちんと記録しておき、必要に応じて論文でもその旨記述します。その理由は、M-GTAでは分析焦点者を集団的に限定しており、それによりデータのより緻密な分析を試みる、あるいは別の言い方をすれば、緻密な分析を必要とするテーマについて実証的、経験的な研究が行えるのです。対照的に、人を比較対象とすれば対極例は、実際は程度の差があるでしょうが、すぐに判断できるし、比較自体も進めやすいものです。ついでに言うと、このことは理論的飽和化の判断をしやすくします。存在しうる人のタイプは比較により実際には限られてくるからです。現象としての最大幅が容易に確認できると言うこともできます。オリジナル版が提唱しているのは、このレベルになります。ただ、その場合であっても当然、比較の基準は必要となるわけで、人と人を比較する基準はどうしても大雑把にならざるを得ないし、そのため分析結果も類型（タイプ）の形になりやすい。複雑な人間を対象にある基準で比較するとなると、そうならざるを得ないからです。私の経験では人を比較単位とするのはフィールドワークに適していて、インタビュー調査の場合にはM-GTAが適していると考えています。

M-GTAでも人を比較単位に組み込むことは可能です。そのポイントは分析焦点者の規定の仕方如何です。ただ、研究計画の段階からではなく、研究の展開によって拡げたり、逆に限定をさらにかけたりという具合で、とくに分析結果をまとめる際に分析焦点者を分けて別々に論文化することは行われています。こうした調整は、方法論的限定の活用です。いずれにしても、研究目的に応じて選択すればよいことですが、重要な点ですのでよく理解しておいてください。

ここまでが基本的に、ひとつのワークシートについての説明です。

実際の分析ではワークシートをひとつ立ち上げるとその完成のために類似例、対極例をデータをみながら探していきますが、同時に、データをみて別の箇所に着目しそれをひとつの具体例とする２つ目の概念を生成するために２つ目のワークシートを立ち上げます。ワークシート２で、基本的にはワークシート１のときと同様の作業です。同じようにして、ワークシート３を立ち上げます。よろしいでしょうか。ワークシートを新たに立ち上げながら、それぞれをも完成させていくという流れになります。

ひとつの概念を生成するのがかなりの作業を必要とすることが理解できたと思います。ですから、M-GTAでは概念の数がそんなにたくさんにはなりません。1つひとつを仕上げながら、概念の相互の関係を個別的に検討していくので、数の目安としては全部が自分の頭の中で維持できる程度と言えばよいでしょうか。

1-17 分析のまとめ方

分析のまとめ方

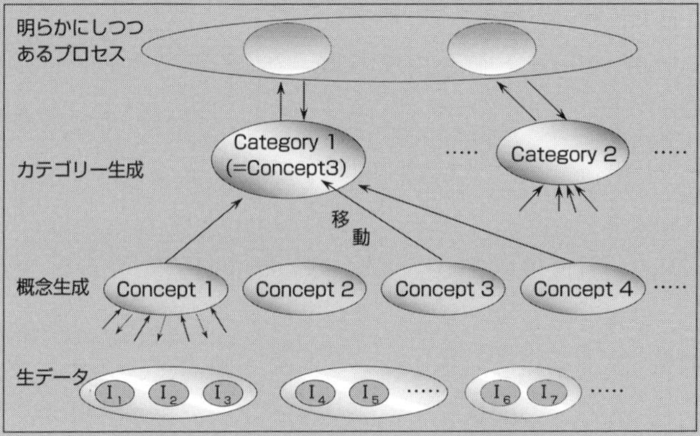

これまで話してきた内容をまとめの観点から図にしたものがこれです。復習をかねて、ざっと確認しておきましょう。

図は、生データ、概念生成、カテゴリー形成、明らかにしつつあるプロセスの４つのレベルに分けてあります。抽象度に応じて分けています。多重的同時並行の比較作業はそれぞれのレベルごとに横方向での比較と、４つのレベルの縦方向への比較を組み合わせて進めます。分析の大きな流れで言うと、この両方向での比較によりオープン化から収束化へと向かいます。ワークシート以外の検討内容は、すべて理論的メモ・ノートに記録していきます。記録ですから日記風に記入しておき、途中で振り返って部分、部分のまとめをしたら、その記録も同様にして記入していきます。つまり、ワークシートと同じように分析の思考ログになります。

まず、データと概念生成の関係です。概念生成モデルで説明しました。ここでは矢印は交互に双方向で示してあります。概念がデータにgroundedで最適関係となるよう作業を進めます。

次に、概念生成とカテゴリー形成の関係です。データに対して概念の完成度を上げていく作業を一方でしながら、同時に概念相互の関係を検討します。図では、概念１と概念３と概念４が関係していて、このうちの概念３はそのままカテゴリー１に移行し、概念１と概念４がそれを構成する場合を示しています。概念間の関係からカテゴリー１を形成するということ、また、生成中の概念には意味の範囲に関してバラツキがでること、など説明してきました。カテゴリー２も複数の概念の関係から形成されることを表しています。

そして、カテゴリーと明らかにしつつあるプロセスの関係では、プロセスの中心となる部分にカテゴリーが対応している図にしてあります。ここはこの形ではなく、プロセスの中心をひとつに絞り、それをコアとすることができます。その方が適切であるともいえますが、ここでは敢えてひとつにしていません。その理由はコアを中心にして全体をまとめることもできますが、M-GTAはそれだけでなく結果としてなんらかの重要な“うごき”を捉えていることを重視するからです。分析テーマに対応して最終的に明らかになる内容が重要な変化のダイナミズムを捉えていれば、提示されるグラウンデッド・セオリーは説明と予測において有効であり、したがって、実践への応用力をもてるという判断に立つからです。

もうひとつの、強いて言えば現実的でもある理由は、コアを必須条件とすると理論的飽和化への判断圧力が強くなるためそれに対応するのがむずかしくなる可能性があるからです。カテゴリー、あるいは概念であれ、コアは分析結果すべてに関係していなければならないのでデータとの確認関係に徹底さが求められます。図の４つのレベル全体でそれを行うのは実際にはむずかしいでしょう。もちろん、コアを設定してまとめることができればそれにこしたことはないのですが、M-GTAは方法論的限定としてデータの範囲を制御します（図の額縁の話を思い出してください）。そうすると、理論的飽和化の判断圧力もある程度は柔軟に対応できる必要があります。しかし、ただ緩めればよいというわけではありません。ひとつのコアに絞りきれないということであって、中心的なカテゴリー、概念がなくてよいのではありません。この方法で分析を進めてくれば、それに当たるものができているはずです。そうすると、中心的な解釈内容があり、かつ、分析結果が重要なプロセスを明らかにできていて、さらに、そこでの変化、“うごき”のダイナミズムを捉えていればそれでよいという立場です。これまでに繰り返し強調してきたように、質的データの分析は意味の解釈であり緻密な思考が要請される作業です。理論的飽和化の判断もそうした中での判断となります。コアを不可欠と位置づけ闇雲にデータの範囲を広げて行き、自分にとってもあやふやな感じで理論的飽和化の判断をするよりも、M-GTAは現実的、合理的であり、理解しやすいし実施もしやすいと考えています。もう一度言いますと、ひとつのコアで分析がまとまるのであればそれにこしたことはありません。その場合はむろん明らかにするプロセス、“うごき”の要素は組み込まれています。

ここまでよろしいでしょうか。

比較についての項目で説明したことですが、重要な点なのでこの図を使ってもう一度確認しておきます。それは、抽象度の高いレベルでの比較からそれまでにみえていなかった概念の可能性が着想されることがあるということです。質の異なる2つの場合があります。第1に、生成してきた概念の関係からまとめていく着想が新たに得られる場合です。データと概念生成の関係では実に多様な具体例を相手に概念のレベルでの抽象化を試みるわけで、イメージ的にはデータと格闘する世界です。それに対して、概念のレベルとその先の関係は抽象度の高いところからの比較検討なので大きな解釈上のアイデアが得やすいのです。解釈の第２のダイナミズム（1-8：分析上の最重要点）がもっとも作動しやすいところです。データだけをみていてもヴァリエーションがたくさんで、しかも雑多でいろいろな内容が多いため概念の生成でいっぱい、いっぱいだったが、概念と概念の比較検討をしているなかで分析の柱となる重要な概念が着想できるのです。しかも、これはそこまでの作業をしてきて初めて着想できたという点が重要なのです。経験的に言えば、モヤモヤしていたものがスッとして「分かった。そうかもしれない。」という感じになるときです。単に着想が得られるだけでなく、さらに確認すればその着想でまとめていけるだろうという予測感覚があるものです。

M-GTAでは分析の最小単位を概念とし、すべての概念は分析ワークシートを用いた作業でデータにgroundedな検討をしています。概念のレベルから先の比較検討とはそうした概念をもとに行います。ですから、安心して抽象的レベルの検討ができるのです。

そこから、複数の概念のまとまりが見出され、それがカテゴリーとなるのですが、ここでの意味はそれだけでなく、まとまりの中心になる解釈が新たに得られる場合です。図で、縦方向に柱が立つと言えば分かりますでしょうか。これがカテゴリーをさらにまとめていくものとなります。

第2には、抽象度を上げたレベルでの比較検討から、それまでに出てなかった概念の可能性が浮かんでくることがあります。これは特徴としては、横方向での対極的比較で起きるように思えます。概念レベルというよりも、カテゴリーあるいは明らかにしつつあるプロセスのレベルで起こるのですが、データからは生成されてない概念（着想されたレベルに関わらず、データとのチェックが未了なので「概念」としておきます）の可能性なので、まず、分析対象としたデータ全体に対して具体例がないかどうかを検討します。概念生成のレベルであれば具体例に関しても対極比較をしていくので概念化の可能性はチェックしているのですが、この場合のようにそれまで出てなかった概念の可能性が浮上してきたということは分析に用いたデータには具体例がない可能性が高いと考えられます。そうすると、データをみても具体例がないときにはその概念の可能性についてのみ追加のデータ収集を検討します。実際にできればこの追加収集はした方がよいです。もし現実的な事情でできないのであれば、分析の中でデータとの確認作業はできていないことを明示して分析の中で言及するという扱いにします。言うまでもなく、次の研究計画に直結できます。

これから研究を始める人には何のことか分かりにくいかもしれません。例えばある看護師養成学校の教員が行なった研究ですが、医療事故の体験学習で看護学生に誤薬の自己体験シュミレーション・プログラムに参加してもらい、ビデオ・データとインタビュー・データからそのときの判断と行動を分析した研究を考えてみましょう。ちなみに、こうした研究では場面が特定化されていて患者役と学生とのやり取りを詳細にみることができますし、判断と行動とが一致できない状況、つまり、迷う状況に焦点を当てるわけで、ビデオ・データが有効になります。シュミレーション・プログラムは点滴の準備に別の患者のナースコールが鳴ったり、準備中に患者から点滴がいつもと違うと指摘され同室の患者もそれに同意するといった内容で、それぞれの場合に学生がどのように対応するのかをビデオにとり、後で自分の行動についてインタビューが行われた。分析を進めていったところ、学生たちは混乱させられる状況に出くわしたときに、患者役に間違いを指摘されても自分の理解が正しいと説得したり、自分が正しいのか相手が正しいのか迷って混乱したり、カルテと照合したり医師に確認したり、自分を落ち着かせるために笑顔をつくったり、相手の話を聞き終わる前に確認に走ったりと実にいろいろな対応行動をとっていることが明らかとなった。これらはデータから概念として生成されていったのだが、抽象度を上げていく中での検討で学生の行動は点滴という患者への処置の指示を行おうとするものであると解釈された（例えば、指示行為遂行圧力という概念を生成)。全体がこの解釈で関連付けられると判断されたのであるが、その段階になって、行為を中断するという行動はみられなかったことに気が付いたのです。行為遂行の着想を得たので、行為中断はどうかという視点を得たわけですが、混乱したときに一旦行為を中断するという判断はこの研究目的に照らすと重要な意味をもっている可能性があります。

つまり、分析がかなり進んだ段階で比較検討から、それまで出てこなかった概念の可能性が着想されることはあるのです。そうしたときにはまず自分のデータで具体例があるかどうかを確認します。ここまでは必ずできます。そして、その結果によって先ほど述べた方向で判断します。

M-GTAによる分析は分析ワークシートを使ったデータと概念生成の関係だけではなく、それを基礎作業をしながら独自の知見獲得に向けての作業であることを理解してください。質的研究の、少なくともひとつの醍醐味はここにあるのです。

1-18 現象特性

現象特性

分析に弾みをつける考え方

特定領域や実際の研究対象を横断して成り立つ視点

動態的説明理論であるグラウンデッド・セオリーを特徴づける

研究対象から具体的内容を抜き取った後に見られる“うごき”としての特性

→内容ではなく、純粋に“うごき”の特性を考え始める

→分析結果を大きくまとめる着想と関係している

→領域密着型理論からフォーマル理論へのヒントにもなる

次に現象特性ですが、M-GTAの用語の中ではもっとも理解されていません。それは何よりも説明が十分ではないからだと思います。ここで改めて説明しますが、考え方として身に付けると大きな解釈上のアイデアを得たり、分析結果全体のうごきの特性を着想しやすくなります。着想のセンスというか、理論的センシティビティが働くようになるといっても良いでしょう。

現象特性とはそれぞれの研究が対象とする実際の現象に特徴的なことと理解されることが多いのですが、そうではありません。個々の研究において具体的な内容部分を抜き取った後にみえるであろう“うごき”の特性のことです。M-GTAは現在、看護や保健、ソーシャルワーク、介護、教育、臨床心理など多くのヒューマン・サービス分野で用

いられていますが、現象特性とはこうした分野や個別の研究対象を横断する、純粋にうごきとしての特性のことです。解釈の第２のダイナミズムと深く関係していますし、動態的説明理論としてのグラウンデッド・セオリーにとって重要な分析要素であります。

いつから考えるかというと、現象特性は分析テーマを考えるあたりからになります。とはいえ、考えてすぐにアイデアが浮かぶことはまずありません。大事なことは、分析を進めていきながら一貫して「この研究の現象特性は何か」を自分の中で考え続けていくことで、そうするとどこかで「こうではないか」というアイデアが浮かんできます。現象特性について考えること自体が実は、抽象的思考になるからです。つまり、具体的なデータから離れて考えることになるからです。一方ではワークシートを使って概念生成の基礎的分析作業をしているときに、ツラツラ考え始めるのです。さらに、現象特性について考えることは自然に他の場合を想定しながらとなるので抽象的思考を比較の視点を入れて継続的にしていくことになります。

現象特性についてもうひとつの側面を言うと、オリジナル版GTA、M-GTAの理論生成志向と実は深いところで関係しているのです。グラウンデッド・セオリーはオリジナル版において２種類が提唱され、両者は発展的な位置づけ方がなされています。領域密着型理論（substantive theory）という基礎的グラウンデッド・セオリーがあって、そこから、それらを比較検討していきながら個別の理論を越え、その領域の違いを越えて、高い抽象度で成立する一般理論としてのフォーマル理論（formal theory）の可能性が予見されています。

M-GTAもそうですが、現在のところGTAと言えば領域密着型理論のことですが、もともとはフォーマルな理論の構築が主張されていました。ここで説明している現象特性というのは、大きく捉えれば領域密着型理論からフォーマル理論につながるヒントにもなります。あるいは、この２種類のグラウンデッド・セオリーの発展的関係を理解すれば、現象特性とは何かが分かります。

グレーザーとストラウスの最初の研究が『死のアウェアネス理論と看護』（Glaser and Strauss, 1965＝1988）という単行本で、私が昔翻訳した本ですが、その中身は60年代初めに彼らがサンフランシスコの６つの病院で終末期患者に焦点を置いたフィールドワークの結果です。よく知られているように、その時の調査の副産物としてうまれたのがオリジナル版GTAになるのですが、研究自体は、アメリカ人は病院で生物的に死ぬ前に、どのように死に行くプロセスを経験していっているのかという疑問から、終末期患者と医療者、特にナースとの社会的相互作用の特性を４つのタイプにまとめていったのです。

自分が終末期の状態にあることを何も知らないでいる患者（閉鎖認識文脈）。患者が自分の状態について疑問を持ち始めて、さらに他者とのやりとりでその疑問を確かめようとする場合（疑念認識文脈）、３つ目が、患者の状態を患者も医療者も知っているのに知らない振りを演じあう場合（相互虚偽認識文脈）。そして、告知を受けて自分の状態のことを知っていて、そのことを前提としてやりとりをする場合（オープン認識文脈）の４類型です。

この話は長くはできないので、ここでの問題との関連で言うと、医学的には終末期の状態にあっても、そのことを知っているかいないか、知っているとしても知っている人として自己を提示するのか、それとも知らない振りをするのかによって、社会的には異なった人であるということです。同じ１人の患者であっても、閉鎖認識文脈であれば治療を受け治っていく人としての社会的相互作用となりますし、オープン認識文脈であれば近い将来死に行く人としての社会的相互作用となります。患者と医療者とのやり取りの性質が対照的になります。疑念認識文脈や相互虚偽認識文脈はこの間に位置づけられます。そして、患者の状態が緊迫度を増していくにつれて、大きな変化の方向は閉鎖認識文脈からオープン認識へととなります。医療社会学および終末期ケアに関して古典として評価されている研究ですので、内容に興味ある人は直接お読みください。

で、この研究は終末期医療に関しての研究であったわけですが、その内容部分を抜き取って考えると現象特性は何でしょうか。その人が何者であるのかがあいまいであったり、わからないということになります。英語で言うと、problematic identity（不確実なアイデンティティ）となりますが、ここで説明している現象特性とは同じ人が別の人に変化していく、そういううごきとして捉えることができます。こうした現象は私たちの社会生活で他にもあるのでしょうか。この研究は病院における終末期医療についてでしたが、problematic identityが現象特性である他の場合として、例えばみた感じでは白人と同じようにみえる黒人の場合、スパイなどもそうですし、あるいは、会社の人事で異動や昇格についてある人は知っていてある人は知らないということがあります。当人は知らないときに、ある人たちはその人はどこに飛ばされるか知っている。そういう、その人がある条件下では何者であるかが不安定になる場合というのはあるわけで、それらをいくつか比較検討していけば、医療の中の領域密着型理論からproblematic identityに関するフォーマル理論へと発展できるかもしれません。

もっと具体的にM-GTAを用いた研究でみれば、看護学生の実習をテーマにするときには、研究目的は実習経験の内容面にあるのですが、うごきの観点では、それまで見知らぬ関係にあった２人の人間の間で一方が他方を限られた時間の中でかなり濃密度にかかわり特定他者として理解していく現象と考えられるでしょう。現象特性は、人を”受け持つ”ということのようです。そうすると、実習以外に他にどんな場合があるでしょうか。相手が複数の場合まで広げると、デパートの外商、外交セールス、レストラン、家庭教師、介護などが浮かんできます。

あるいは、子供が白血病になった母親に焦点をおいた研究の場合には、診断と同時に突然入院となることが珍しくないので、家には小さい子供をおきながら、病院では病気の子供を支えなくてはならなくなる。治療上の要請で病院ではつききりになる。時には、クリーンルームの中で、閉鎖された空間の中に一緒にいてケアしなくてはならない。この場合の現象特性は、同時に自分がいなければならない空間が複数あって引き裂かれてしまう、つまり、時間と空間の分断、分離状態と捉えることができるでしょう。こうした状態は白血病患児の場合以外にも社会的みられるでしょう。どんな場合でしょうか。

まとめると、M-GTAで現象特性を強調するのは、フォーマル理論を目指すからではありません。現象特性を考えることで解釈的思考を習慣化でき、まとめにつながる着想を得やすくなるからです。

1-19 理論的飽和化と結果図・ストーリーライン

理論的飽和化と結果図・ストーリーライン

<理論的飽和化：密接に関係する二つのレベルがある>
小さな理論的飽和化　→　ワークシートごとに概念の完成度を判断
大きな理論的飽和化　→　分析結果全体についての判断。分析結果の最小単位である概念が緻密にできていれば、結果全体の飽和化の判断もしやすい。
分析結果に照らして方法論的限定を行う（研究論文のサイズには、この方法が現実的）
<結果図>
分析結果の全体（カテゴリーと概念の相互関係）を表す図を作成
<ストーリーライン>
分析結果を確認するために、生成した概念とカテゴリーだけを用いて、結果を簡潔に文章化する

最後の項目です。これまでにも言及してきましたが、分析の終了を理論的飽和化と呼ばれる判断によって行います。これは、データをみていってもすでに生成した概念の確認となり、新たな重要な概念が生成されなくなった段階とされています。継続的比較で進めてきた分析により概念やカテゴリーが相互に関連づけられ論理的にまとまった段階となります。ただ、これもすでに論じてありますが（木下、1999、2003）、この判断を現実に下すことは非常にむずかしいという問題がありました。人を比較単位とする場合にはまだやりやすいのですが、もっと微妙で繊細な問題を扱うときにはどのようにしてこの判断を下したらよいかは懸

案でした。データとの関係で分析の終了を判断するという点はこの研究法の重要な特性であるので、無理なく実践できるようM-GTAは独自の方式を採用します。

M-GTAでは理論的飽和化を２つの段階で行います。ひとつを、小さな理論的飽和化と呼びます。これは個々の概念の完成状態の判断でして、先ほど述べた分析ワークシートに対して行います。自分が生成した概念が十分なヴァリエーションに支えられているかどうか、データとうまくフィットしていているかどうか、さらに、対極例のチェックをしているかどうか、などの観点からデータとの関係を確認し、概念の完成度について判断を下すわけです。

ここで注意が必要なのは、具体例が数的にも内容的にも豊富にそろい、問題なく理論的飽和化の判断が下せる概念もあれば、十分かどうか判断に迷う概念もあるということです。この「迷う」にも幅があって十分であるかどうかは実は簡単には判断しかねるものです。そして、それには理由があります。

M-GTAでは分析に用いるデータに関して方法論的限定をかけているので、ワークシートの結果から理論的飽和化の判断をするときに相対的判断となる傾向があります。ただ、だからといって中途半端な判断になるというわけではないので注意してください。データに方法論的限定をかけなくても、理論的飽和化とはそもそも相対的な判断であると考えられます。むしろ、方法論的限定を導入した方が相対的であれ、より的確に、意識的に判断しやすいというのがM-GTAの立場です。そうすると、この判断は「している」「していない」という択一的なものではなくて、どの程度しているかに関してであることが理解できます。

基本は、必要とされるデータが何か判断できるときにはさらにデータを収集し確認をするということです。そして、追加のデータ収集が現実的にむずかしい場合はその事実を明示して採用するかどうかの判断をすることになります。

ワークシートのヴァリエーションが明らかに少なければ、概念としての成立可能性はないと判断します。採用しないか、他の概念との統合の方向で検討します。

悩ましいのは程度の判断であっても、データとの確認は十分ではないが、他の概念との比較から分析上捨てがたい位置にある概念の場合です。このときも考え方は同じになります。つまり、データとの確認の程度と分析上の重要度とのバランスで判断します。

次に、大きな理論的飽和化の判断です。分析結果の最小単位である概念に関して今述べたように個別に飽和化の判断をしますので、次にはそうした概念によって構成される分析結果全体に対しての理論的飽和化の判断をします。ここでは、概念相互の関係、カテゴリーの関係、全体としての統合性などを検討し、それぞれのレベルで重要な部分が抜け落ちていないかどうかの確認がポイントとなります。逆に言えば、重要な要素が網羅され相互に関連付けられているかどうかの判断になるのですが、網羅されているかどうかの判断はむずかしいので、抜け落ちている部分がないかどうかの観点から分析結果をチェックします。比較検討により、この方が現実的にやりやすいです。

M-GTAは研究論文サイズのコンパクトなものですから、小さい理論的飽和化にせよ大きな理論的飽和化にしても、相対的な判断であってもその程度は的確にできます。なぜなら、分析結果は分析テーマに対応する関係になること、方法論的限定により分析に用いたデータの範囲を最終的に分析結果とデータとの最適バランスで設定していること、分析焦点者を設定して解釈をしていること、こうした特性があるからです。そうでない場合と比べて、考えてみてください。

付言すると、分析テーマと分析焦点者からひとつの研究論文となりますので、第１論文と関連して、あるいは、発展させて新たに分析テーマと分析焦点者を設定したり、新たな組み合わせをすることで第２、第３の論文へと拡げていくことができます。コンパクトであるからこそできる展開で、M-GTAを用いると自然と多作型になっていきます。関連して次々に研究のアイデアが出てくるからです。博士論文のように一定の大きさを求められる場合には複数の論文で構成することになるでしょうから、この展開パターンは適合的です。

最後に、ストーリーラインと結果図についてです。分析が終了するためにはこの２つの作業が必要で、理論的飽和化との関係で言えば大きな飽和化の判断とセットになります。結果図から説明しますと、結果図を作成する目的は分析結果の全体をそれを構成する概念やカテゴリー相互の重要な関連性とともに示すためです。全体を視覚的に提示できるので、文章や記述ではできない表現となり非常に有効なツールとなります。何事もそうであるようにメリットとデメリットがありますので、ただ図にすればよいのではありません。目的を確認し、結果図で自分が説明したい内容を確かめます。とくに関係を示す矢印の使い方は十分な検討が必要で、見る側を混乱させないよう注意します。

結果図といっても、分析の最後に結果を図にするものではありません。分析のプロセスにおいて構成部分が徐々にできていって、最後に全体が関連付けられるという流れになります。これまでの説明を思い起こしてください。多重的同時並行の比較作業で、概念を生成し始めると概念相互の関係を検討していきます。そして、複数の概念のまとまりをカテゴリーとしていきます。このときの作業は図にしながら、理論的メモ・ノートに記録していくと説明してきました。つまり、後に結果図を構成することになるパーツを作り続けていくわけで、しかも、同じ程度のパーツではなく段々に複雑なパーツもできていきます。概念からカテゴリー、カテゴリーからさらにコアあるいはそれに順ずる中心的解釈へとまとめていく作業は同時に図の形にもしていくからです。

では、パーツができていけば結果図ができるかというと、そうは簡単にはいきません。解釈と図にすることは一体ですから解釈がすんなりといかないように図も容易にできるものではありません。抽象度を上げていったところでの比較検討は作図においても分析結果の中心となる部分をめぐっての検討となり、図を通して考えることともなります。つまり、最終的に全体が落ち着くまで試行錯誤をしながらの作業となります。結果図はこうして完成していきます。その最大の効果は自分自身が分析結果を確認できることです。言わずもがなですが、この種の分析ではこれは極めて重要なことなのです。

さて、結果図が分析プロセスの中で継続して検討され最終的に完成されるのに対して、分析結果を概念とカテゴリーだけで簡潔に文章化するストーリーラインは結果図の完成を待って行うと考えてください。結果図の作成過程からストーリーラインとなっていく内容を書くこともできますが、解釈上のアイデアは別途理論的メモ・ノートに記録していくのでストーリーラインとなると結果図ができてからの方がやりやすい。

ストーリーラインは分析結果を簡潔に記述したものですが、そのポイントは記述の順序の判断にあります。なぜなら、実際に論文で結果を書いていくときに、どの順序で何を書いていくのかというその記述の順序性がだいたいストーリーラインの記述によって確認できるからです。結果自体の記述方法やその際の確認事項についてはすでに説明してあるので（木下、2003）、ここでは繰り返しませんが、ストーリーラインを書く意味については必ずしも十分に理解されているとは思えません。ということは、結果図に関しても同じ状況ともいえます。カテゴリーや概念の数を並列的に挙げて、記述の順序の説明もなく個々の説明に入る場合が多いように思われるので注意してください。

第 2 部

分析例:
高齢夫婦世帯における夫による妻の介護プロセスの研究

第２部ではM-GTAによる実際の分析の様子を、データを使いながら説明していきます[1]。分析プロセスの説明が目的ですので、ここで用いるデータの分析結果は別の機会に報告します。なお、第２部で取り上げるのは最終的な分析結果の全体についてではなく、１つの主要部分だけですが、ここでの目的にはそれで十分です。第１部での項目ごとの説明と照らし合わせてみていくと、手順と並行してどのような考え方をしていくのかが理解しやすくなります。

●2－1　研究の概要

いきなりデータ分析に入るわけにはいきませんので、ここで紹介する研究について簡単に説明しておく必要があります。第２部の理解のためには、できるだけ問題意識を共有するよう努めてください。ただ、ここでは先行研究の批判的検討や関連する統計資料の検討など詳細な説明は省きます。

さて、この研究は、高齢夫婦世帯において妻が要介護状態にあるとき夫は家事や介護をどのように行っているのか、その実態を明らかにすることを目的に実施されたものです。調査地は東京郊外で介護保険を妻が利用中であるケースの夫に焦点をおき、日常生活の中で夫が行っている家事や介護の程度や範囲、行うにいたるプロセス、意欲と困難性、介護保険を含めた外部サービスの利用状況と問題点などに

1　ここでの目的に直接関係しない部分には必要に応じて内容の加工をしてあります。

ついて詳細に理解するとともに、妻の要介護状態を契機とする高齢期夫婦の関係性の変容過程についての理解が意図されました。データの収集は、訪問面接調査で行われました。

この研究は、高齢夫婦世帯の夫に焦点をおくことで「家事・介護＝女性（妻）」の視点からのこれまでの高齢者介護研究に対して新たなアプローチを試みたものです。高齢者介護は現実には妻、嫁、娘など圧倒的に女性によって担われているのは事実ですが、その一方で高齢化の進展や居住形態の変化により、高齢夫婦世帯は増加傾向にあります。とくに大都市郊外地域において顕著な傾向となっています。高齢夫婦の世帯において夫が常に妻より先に衰え、要介護状態になるとは限らないわけですから、当事者の予測や意図に拘わらず、夫が家事や介護を担うことは現実にかなりの可能性で起こりえます。とりわけ2000年から始まった介護保険制度により、高齢夫婦での場合それ以前では家事や介護の負担が過重となり生活の維持が困難になったケースであっても、介護保険サービスを利用することで介護状況が発生しても夫婦での生活継続が今まで以上に可能となるという新たな状況がうまれていると考えられます。老親たちが元気なうちは別居していて介護が必要になると成人子家族と同居するといった居住形態と介護対応のパターンが一般的な時期があったのですが、現在では当事者たちが希望するしないに拘わらず、介護保険制度によって高齢者が夫婦で生活できる状態が拡大してきたのです。そのことはまた、介護保険サービスの利用により高齢夫婦がどこまでがんばれるかという生活保持の新たな限界をめぐる問題状況をもたらしてもいます。

これまでのジェンダー論では高齢男性（夫）は二重の意味で軽視されがちでした。老々介護の前提は介護者としての妻なのであり、また、夫は仮に元気であっても世代的に家事や介護はできないし意思もないという前提があるようですが、ここで紹介する研究では状況的必要性が夫の家事・介護参加を促進しているのではないかと考え、その実態と夫の意識や夫婦の関係性の変化を探求しました。

調査への協力者は次の方法で得られました。対象自治体に設置されていた４ヵ所の訪問看護ステーションの協力を得て、その利用者の中から本調査への協力に内諾を得た24名の候補者を紹介してもらい、調査目的と協力依頼の文書を送付した後に面接担当者が電話で調査の説明と協力依頼を再度行った上で訪問日時を設定するという手順をとりました。妻の体調などの理由により、最終的には対象者は21名となりました。インタビューは修士号（社会学、社会福祉学）取得者２名と、後期課程（社会福祉学）に在籍中の者２名の計４名が担当し、面接データは許可を得て録音し逐語的にまとめた。

●2-2　インタビュー・ガイド、分析テーマ、分析焦点者

以下が、この調査で用いたインタビューガイドです。

0．質問に入る前に確認のため、もう1度調査の目的と概要を伝え、質問があれば答える。

註：以下の項目はこの順序でなくてもよい。最終的に聴けていればよいので、相手の話の展開、流れに沿って対応する。

1．現在の日常生活状況を聞く
　1）朝起きてからの24時間の動き
　2）その中で、いつもと同じ部分とそうではない部分
　3）介護保険のサービス利用状況と妻の要介護度、サービス利用についての意見
2．妻が介護を必要とするようになってから現在に至るまでの経緯
3．夫は現在、自分が家で、妻のためにしていることについて、どう考えているのか。どのように意味づけしているのか。
4．これからの生活について、どのように考えているのか
5．夫婦の関係について、現在の妻は夫にとってどのような存在となっているのか
6．最後に、夫婦の出会いから現在までの生活歴（ライフヒストリー）

分析テーマは「高齢夫婦世帯における夫による妻の介護プロセスの研究」とします。当初は、家事・介護参加プロセスとしていたのですが、データ全体をみると夫は家事と介護を別々に捉えているのではなく、主要課題である妻の介護が生活の中心にあり、その関連で家事も行っているためであった。このとき研究者の関心が家事と介護それぞれとその違いにあれば分けるという判断もありますが、分析テーマはその面だけでなくデータが全体としてどのような内容であるかを考慮して設定する必要があります。この段階での内容についての判断は、分析に入る前の大雑把なものですので、分析焦点者の視点からも考えます。むろん、研究上の関心として家事と介護にこだわる場合にはインタビュー・ガイドもそれぞれについて明確にするでしょうから、データも内容的にそれに見合ったものになる可能性があります。ただ、その場合であっても実際のデータが内容的にそうであるかどうかは判断しなくてはなりません。研究者が考え予想したような内容となっている保証はないからです。とくに半構成的面接法はできるだけ自由な形で話してもらうので、分析テーマの設定のときにはデータ全体を内容的にみるのです。インタビュー・ガイドから分かるように、この例では要介護の妻を介護している日常を詳しく話してもらっているので、家事と介護という視点は研究構想上のものであり、データを全体的にみると面接された夫たちは分けて受けとめているというよりも家事も含めて介護が中心となっている自分たちの日常生活について語っていると考えられたので上記のように分析テーマを変更しました。

分析テーマの設定について第1部で説明したように、こうした変更、調整はデータの分析に入る前にもありますが、実際にはデータの分析を始めていく中ですることの方が多いと言えます。分析テーマとは、自分の問題意識、研究的関心と分析対象とするデータとがgrounded-on-dataの分析ができる適正距離となるように設定するものなので、ある程度分析をしていく中で自分でも納得できる判断ができるようになると理解してください。これもひとつの選択的判断であり、分析テーマをめぐっていろいろと考えたこと、アイデアは理論的メモ・ノートに記録しておきます。

今回の例ではもうひとつ、当初の分析テーマに対して修正を行いました。最初は「参加」の視点を加えていたのですが、調査に協力してくれた人たちはすでに日常生活がそれなりに成立しており、介護という新しい経験の世界に「入っていく」という意味はあまり強くは語られていませんでした。単に過去の経験となっていただけでなく、現在の状況を話すときに過去からの経緯を詳しく述べるわけでもなかったので、分析テーマからは「参加」は外すことにしました。

分析焦点者は、高齢夫婦世帯で要介護状態にある妻を介護している夫としました。これは研究計画上の視点を重視し、データ収集のために加わった「訪問看護ステーションを利用中」という条件はつけません。分析焦点者をどの程度まで規定するかも、選択的判断となります。ここでは、分析焦点者の設定は最終的な分析結果の一般化可能性の範囲、現実の世界に適用されるときの範囲と対応する関係にあることを指摘しておきます。つまり、今回の分析結果は高齢夫婦世帯で夫が妻を介護している日常を介護者である夫の視点からどの程度説明でき、そこでの変化を予測できるかで評価を求めることになります。

●2-3　最初の分析ワークシートの立ち上げ

では、分析に入ります。M-GTAでは分析テーマと分析焦点者の視点からデータをみていき、ある箇所に着目するところから分析を始めます。次は最初のデータの初めの部分です。

【データ例示部分】

面接者：それではお願いいたします。まずこの調査に関して何かご質問あれば。

A氏：いやーあのー、この書類（調査への協力依頼文―補注、以下同）頂いてね、あのー、よくこういう所に気がついたなぁと思ってね。あの、こういうところって言うのは、夫の方が家事や介護をしてるっていう点ね。まぁこれからの

社会、こういうのは当たり前になるんでしょうけどね、やはりこの夫の方がっていうところでちょっと、あのー、もう研究の手って言うのかね、あのー関心を持ってる人達もいるんだなってことが、あのー、ちょっとした驚きでしたね。

これは出だしの部分ですが、着目した部分に網掛けをします。手順としては、網掛けした部分をコピーしてワークシート１を立ち上げ、そのヴァリエーション（具体例）欄に貼り付けます。網掛け部分でとくに着目するところに波線を付けてあります。網掛けや波線は元のデータに行いそれをコピーするので、誰のデータのどの部分の、とくにどの箇所を取り上げたかが後に自分でわかります。網掛け、波線はここでの例ですので他の形であっても構いません。要は、自分で分かるようにしておくということです。

最初のワークシートを次のように始めます。ワークシートごとにファイルをつくり、作業段階ではこのように項目だけで十分です。罫線を入れた書式に清書するのは論文中に例示するときや提出論文に付録として添付するときで構いません。

ワークシート………1

概念1：夫介護者への社会的関心の拡がり
定義：夫が家事介護をしていることに外部者が関心を持ち始めたことへの驚き
バリエーション（具体例）：
＊夫の方が家事や介護をしてるっていう点ね。まぁこれからの社会、こういうのは当たり前になるんでしょうけどね、やはりこの夫の方がっていうところでちょっと、あのー、もう研究の手って言うのかね、あのー関心を持ってる人達もいるんだなってことが、あのー、ちょっとした驚きでしたね。（A氏、1頁）
理論的メモ：
・介護の当事者になると、自分の日常的生活空間とその中での生活が中心となり、関心が内側方向に、時には、閉塞的になりやすいが、自分の現在の状況について外側からの関心が示されていることに気付くのだとすれば、その意味は何か？
・気付く人と気付かない人での違いは何かあるのか？
・現在の自分の役割、生活の受け止め方となんらかの関係があるのか？

この例ではとくに「驚いた」というところに着目したわけです。なぜ驚いたのか、その意味を考えてみます。今の生活状況に埋没していた中でこうした外部からの関心があることを知り、自分だけのことと思っていたのにそうではなく社会的な関心事になっていることに気付いたのだろうか、あるいは、「驚いた」にはそれほどの意味はないのか、等々、解釈が検討されます。

最初の最初ですから、着目が適切かどうか、その解釈もこれでよいのかどうか、深読みなのか浅すぎるのか、わからないものです。今回のデータの分析から最終的に何がみえてくるのかもわかりません。まず、最初はそういうものだと思ってください。この後一連の作業を進めていくので、心配はいりません。

ワークシートを立ち上げると、ここで考えた概念が成立するかどうかの検討に移ります。着目した部分から先のデータをみていきながら、この概念に他に類似の具体例がないかどうかみていきます。しかし、A氏のデータからは具体例は他にはありませんでした。また、この調査では21名を対象としたのですが、A氏以外のデータからも具体例がありませんでした。最初の具体例だけとなったので、この概念は不成立と判断します。この後に生成する概念のどれかに統合できるのであればその方向を検討しますが、そうでなければこのままとします。

ただ、注意の必要があるのはワークシートによる作業では概念として成立しないとしても、分析が進んでいき概念やカテゴリーなどの抽象度を上げたレベルでの比較からこの概念が浮上してくる可能性がないかどうかを一応頭に入れておきます。つまり、不成立かどうかの最終的な判断は分析終了のときに行います。

ワークシートの作業を終了させても、解釈で検討したいろいろなアイデアは頭の中に残りますし、将来の研究構想につながるかもしれません。

少し補足すると、仮に研究者の関心が当事者である高齢の夫が介護状況をどのように認識しているのか、その受け止め方にあるとすればインタビューの際に「驚いた」という点についてさらに質問し詳しく話してもらうことはできるでしょう。これは面接のテクニックというよりも研究的関心のセンシティビティの問題といえます。

●2-4　ワークシート2の立ち上げ

次に２つ目のワークシートの立ち上げです。

【データ例示部分】

A氏：あのー、やっぱりかなり曜日によってね、あの、違うんですよね。うちの場合は月・水・金、月・水・金があの、（デイサービス）センターの方へ、10時から午後４時まで行ってるんですね。

面接者：はい。

A氏：で、ちょうどその時間帯、つまり朝８時半から10時

まで、午後は４時から５時半まで、ヘルパーさんが入ってるもんですから、そういう意味で月・水・金は朝は僕の方で飯を作って一緒に食事して、私は８時過ぎに会社へ出かけると。30分程度待ってればヘルパーさんが来て、掃除洗濯をやってくれてるんだろうと思うんです。それで10時にその（デイサービス）センターの方へヘルパーさんがうちの家内を送ってくれると。はい、それで午後、まぁ、家内は昼飯をそのセンターで食べてですね、はい、もう４時にはヘルパーさんがセンターの方に迎えに行ってくれる。で、すぐ、数分のところにあるもんですから、で、それから４時に家に帰ってきて、それであの、ヘルパーさんが夕飯をですね、４時から５時半、おそらく洗濯もあれば、洗濯も乾かしたり、あるいは取りこんだりですね、夕飯の支度したり、掃除したりですね、やってくれているんだろうと思うんですね。で私は、月・水・金は、毎日そうなんですけど、朝、食事作って、６時頃に家に帰ってきて、一緒に夕飯食べて９時半ぐらいにはもう休みますでしょうかね。

このデータ部分に着目して、ワークシート２を立ち上げます。網掛け部分が少し長めですが、これをひとつのまとまりと判断してコピー＆ペーストします。

「うちの場合は月・水・金、月・水・金」と「思うんです」に波線を入れましたが、データとして抜き出す部分の中でここでとくに注目する箇所を確認するためです。こうしておくと後でA氏のデータをみたときに、自分の判断を思い出しやすい。網掛けしたところでは、月・水・金がどのような時間配分とサービス利用、役割分担となっているのかが具体的に述べられています。一方、ヘルパーが家で行っている事柄については「思うんです」で終わっているようにだいたいの理解のようです。A氏はまだ非常勤で働いており、会社は自宅の近くにあり日中途中で戻ったりもしているのですが、その関係かもしれませんが月・水・金の曜日パターンがはっきりしていています。

そこで、ワークシート2を下記のようにスタートさせます。抜き書きしたデータ部分を「曜日単位でサービス利用と自身の役割をスケジュール化し、現在の生活を安定させている」と解釈し、それを定義欄に記入し、概念名は「安定した日課態勢」とします。概念名は例えば「日課態勢の安定化」なども考えられますが、データをみると安定させようといろいろと努力、苦心している様子ではなく、現状が状態として安定していると解釈できるのでこの概念名とします。

ワークシートの立ち上げにより概念の生成に着手したのですが、その後は他の具体例がないかどうかの検討と、それと並行して概念と概念の関係を検討し始めます。後者についてもう少し述べると、まだ最初の段階なので手持ちの概念数（ワークシート数）は少ないです。そのため、関係するであろう他の概念の可能性を具体的に考えるのはむずかしいものです。そこで、生成し始めた概念に照らして解釈上考えられることを理論的メモ欄に記入していきます。つまり、関係するであろう概念名をいきなり考えるよりも、定義に照らして比較的思考を行い、その記録を理論的メモ欄に残していきます。例えば、安定の反対は不安定だから、A氏の場合、安定した状態にあるとすれば、どのようにしてその状態になったのか、その状態を維持するために何が重要なのか、現在の安定状態のバランスが崩れかかるのはどういうときなのか、等々、いろいろな疑問が浮かびます。ワークシートを立ち上げたら、最初からできるだけこうした解釈的検討を心がけます。そうすることで自分の思考をM-GTAの分析モードにしていきます。

別な言い方をすると、ひとつワークシートを立ち上げるということはヴァリエーション、定義、概念のそれぞれに関して比較材料を得ることなのですが、最初の段階では定義、つまり、解釈内容を中心とした検討が効果的です。第1部で比較の項目で説明したように、最初の比較材料を得ることがもっともむずかしいのであって、そこをクリアーしていくために有効です。

もう1点、概念の命名方法について多少技術的な点を補足しておきます。概念と概念の関係を検討するときに、例えば「〜の安定化」といった概念名は、「化」を付けることで安定していない状態を安定した状態にしようとしている、あるいは、その状態になりつつあるという、ある変化している状態を捉えようとしているだけでなく、変化の方向性を示してもいます。そうすると、その変化、うごきを中心に前と後、そして、変化に影響を与える要因などを明らかにできそうです。つまり、いくつかの概念のまとまりが想定できそうであり、うまくいけばカテゴリーになるかもしません。

概念の比較は「相方探し」(木下、2003) であって、考え方を理解すればむずかしいことではないです。重要な点なので繰り返すと、ワークシートを立ち上げるときに抜き書きしたデータの解釈に関して比較的思考を駆使していろいろとアイデアを出すことで、それを不十分にして次々にワークシートを創っていっても解釈は深まっていかないということです。解釈が深まらないと、生成し始めた概念とその定義について自分でもリアリティ感がぼんやりしたままになってしまいます。誤解があってはいけないので補足すると、最初の解釈の深さに分析する個人の能力や経験が大きく影響する面は否定できないとしても、優れた分析者なら最初から完成度の高い解釈ができるというわけではなく、定義と概念名が落ち着いた内容となるにはデータに照らしての行きつ戻りつの詳細な検討のプロセスが必要だということであり、解釈の試行錯誤を経ていく中でその結果についてリアリティ感が伴うようになっていくということです。この後の説明が示すように、途中でのワークシートにおける再定義と再命名、そして、概念の間での統廃合といった修正や調整はかなり行うことになります。だから、最初の解釈で即リアリティ感がもてて説明力に納得できるという性質の作業ではありません。Grounded-on-dataの分析はデータを介してのプロセスであることを思い起こしてください。

ワークシート………2

概念2：安定した日課態勢

定義：曜日単位でサービス利用と自身の役割をスケジュール化し、現在の生活を安定させている。

バリエーション（具体例）：

A氏：あのー、やっぱりかなり曜日によってね、あの、違うんですよね。うちの場合は月・水・金、月・水・金があの、（デイサービス）センターの方へ、10時から午後4時まで行ってるんですね。

面接者：はい。

A氏：で、ちょうどその時間帯、つまり朝8時半から10時まで、午後は4時から5時半まで、ヘルパーさんが入ってるもんですから、そういう意味で月・水・金は朝は僕の方で飯を作って一緒に食事して、私は8時過ぎに会社へ出かけると。30分程度待ってればヘルパーさんが来て、掃除洗濯をやってくれてるんだろうと思うんです。それで10時にその（デイサービス）センターの方へヘルパーさんがうちの家内を送ってくれると。はい、それで午後、まぁ、家内は昼飯をそのセンターで食べてですね、はい、もう４時にはヘルパーさんがセンターの方に迎えに行ってくれる。で、すぐ、数分のところにあるもんですから、で、それから４時に家に帰ってきて、それであの、ヘルパーさんが夕飯をですね、４時から５時半、おそらく洗濯もあれば、洗濯も乾かしたり、あるいは取りこんだりですね、夕飯の支度したり、掃除したりですね、やってくれているんだろうと思うんですね。で私は、月・水・金は、毎日そうなんですけど、朝、食事作って、６時頃に家に帰ってきて、一緒に夕飯食べて９時半ぐらいにはもう休みますでしょうかね。（A氏、１－２頁）

理論的メモ：

・日課として日常をかなり安定的にスケジュール化している。曜日が単位になっている。これはA氏が非常勤とはいえ仕事しているからか（朝、会社に行って途中で昼に会社から家に戻ってとか）。現在の状況を制御できている。

・現在の態勢が確立されるまでの経緯はどうだったのか？　安定状態の形成、維持、困難で分けてみるとどうか？

・日常が安定化できていないケースは？

・介護者である夫の都合（優先度の高さ）によって、日常の態勢が影響を受けているのか？　仕事だと優先度は高いかもしれないが、そうでない場合、家事介護役割に優先するのは何だろうか？　趣味などは該当する、しない？

これがワークシート２の最初の段階です。少し先取りして言うと、概念２は途中で見直すことになり修正概念２となります。そして、その判断が今回紹介しているデータ分析におけるコアの解釈と連動していきます。

さて、最初に着目し具体例として抜き書きした箇所から先についてA氏のデータをみていくと、類似例としてバリエーションが２つあったので、それぞれ順にワークシート２に追加転記していきます。具体例は合計で３つでした。

で、火曜日と木曜日なんですけれども、あの、木曜日は今申し上げたようにその、リハビリの先生が（自宅に）来るんですが、10時から30分かな１時間かな。火曜は一切ヘルパーさん入らないんですね。（A氏、２頁）

土日ですか？　うん、日曜に出かける事はあるけれども、基本的には家にいる。土曜日曜はね。あ、そうだ。土日、土日もいずれかはね、土曜日または日曜のいずれかはね、買い物に行くよ。（A氏、３頁）

月・水・金以外の曜日についてです。最初の定義と概念名に合致する内容なので、見直しの必要はないと判断します。

この概念に対しての対極例は、今回の協力者の中には見られませんでした。調査への協力依頼の段階で日常生活が安定している人たちが候補となったことによるもので、ヒューマン・サービス領域での利用者を対象とした研究ではこうした傾向がみられます。協力者への負担を考慮するからです。ただ、研究目的によりますが、それでも問題状況にある人を対象とする場合もあるわけで、そうしたときには最初の段階から関係者に研究目的を十分説明し理解を得ておく必要があります。

●2-5　1人目のデータ分析と概念相互の関係の検討

最初にA氏を取り上げたのですが、逐語化されたA氏のデータは全体で約18,000字、A4サイズ16枚の分量でした。ワークシートを立ち上げ、対極例の検討を含め具体例の有無をチェックしながら、同時に、新たなワークシートの立ち上げを行い、さらに、生成し始めた概念の相互の関係を検討するという進め方をします。A氏のデータからは最終的に以下の15の概念を生成し始めました。カッコの中の数字はA氏のデータにみられたヴァリエーションの数です。矢印の先は後で変更した概念名を示しています。概念２は名称だけの変更ではなく、途中で全体を修正したことを示しています。

A氏のデータからの生成概念リスト

概念１：夫介護者への社会的関心の拡がり（1）

概念２：安定した日課態勢（3）　→　修正概念２
概念３：必要行為の合理的工夫（2）
概念４：妻への直接介護行為（4）
概念５：妻行為の確保（1）
概念６：要介護状態の始まりと変化(1)　→　要介護状態の変動
概念７：批判のしにくさ（1）　→　介護保険制度への不満
概念８：ヘルパーとの関係の不安定さ（1）　→　ヘルパー・看護師との関係不安定
概念９：妻の発病による生活混乱（2）
概念10：家事経験ナシからの出発（4）
概念11：外出習慣の変更（2）
概念12：妻への報い（2）　→　介護状況を受け止める
概念13：妻のことでのとまどい（介護上の）（1）　→　介護遂行上の困難
概念14：将来への不安と備え（1）
概念15：現在の妻への思い（2）

１人目の分析からもっとも多くの概念生成が始まるのは自然なことですが、注意していただきたいのは概念やヴァリエーションの数はこの場合の例であって、このくらいなければいけないとか、このくらいあれば十分だというように判断の基準にはしないでください。

繰り返して指摘していることですが、具体例は参考にはなっても、判断基準にはならないからです。M-GTAの考え方に基づいて自分で判断する必要があります。そうしないと、判断結果について、ということは解釈内容や生成する概念について手ごたえ、リアリティ感がもてないから、その状態で作業を進めてもこれでよいのかどうか不安がつきまとってしまいます。誰であっても迷いながらの選択的判断の積み重ねなわけで、その状態に耐えられないのであれば研究方法の選択が不適切だったと考え、別の方法に切り替えた方が現実的です。所詮迷いながらの判断なわけですが、すでにおわかりのように迷うことは分析上、とても大事です。なぜなら、いくつかの解釈上のアイデアが得られているからです。むしろ、心配したほうがよいのは、迷いがないときです。

あるいは、実際に少なくないのは、こうした意味での迷いではなく、どうしてよいかわからないといった漠然とした不安状態です。分析軌道から外れかかっているようなものです。そういう時は、必ず選択的判断の形にしていくのです。判断の基準、根拠に当たるところをはっきりさせていくわけですが、これも思考の言語化の実践であって、理論的メモ欄や理論的メモ・ノートに記録していきます。文章化します。M-GTAでは研究テーマの意義の確認から順に、要所、要所の判断ポイントを明示しているので、その意味を理解し１つひとつ確認していけば大丈夫なはずです。重要な点なので、何度でも強調しておきます。

さて、概念リストに戻って説明を続けましょう。これだけ生成し始めると概念の関係についてもアイデアがいろいろと動きだします。例えば、概念４（妻への直接介護行為）と概念５（妻行為の確保）と概念13（介護遂行上の困難）は、それぞれ、介護者である夫が要介護者である妻に直接していること、夫が行えることだが敢えて行わず要介護者である妻が自分でできることを確保している内容、そして、介護者として直面している諸困難となるので、この３つの概念は介護行為を中心に相互に関係しています。概念7（介護保険制度への不満）と概念８（ヘルパー・看護師との関係不安定）は、ともに介護保険制度をめぐる側面に関係している可能性があります。概念９（妻の発病による生活困難）と概念10（家事経験ナシからの出発）も介護状況の出現をめぐって関係がありそうです。そこから概念３（必要行為の合理的工夫）をひとつの特徴としつつ、概念２（安定した日課態勢）へと向かう変化のプロセスが想定されます。さらには、この変化と、妻の要介護状態の始まりと変化を事実的に捉える概念６とは並行関係にあるかもしれません。あるいはさらにみれば、概念15（現在の妻への思い）と概念12（介護状況を受けとめる）と概念５（妻行為の確保）は介護者である夫が妻を、そして自分たちの夫婦関係を現在の状況の中でどのように考えているかという点でつながる可能性もあります。これだけの概念があればもっと他の見方もありますが、この辺でとめましょう。こうした検討を進めていくことで複数の概念の関係であるカテゴリーを生成していきます。

概念の生成を始めながら、概念と概念の比較検討作業をしていくのですが、これは必ず始めることができます。データから概念化を行いながら、概念相互の関係の検討から、まだみえていない、あるいは捉えられていない何か、関係、うごきといったものがほのみえてきます。明らかにできそうなことがいくつか具体的にみえてきます。自分の中からこうした“仮説の卵”が着想されないままに、ただワークシートの作業だけをいくつも行っていくのは効果的ではないのです。ワークシートでデータから説明力のある概念を生成しつつ、同時に、抽象度を上げた概念間の比較検討から解釈上のアイデアを活性化させ、この同時並行で分析を軌道に乗せていくのです。

ここでのポイントは以下のようになります。(1) ワークシートを立ち上げ概念生成を始めつつ、概念と概念の関係を個別に検討していく。これが原則ですが、区切りとして１人分のデータ分析が終わったところで振り返ってもう１度検討するのも有効です。(2) 概念数が少ない最初の段階では定義に照らしての解釈的検討する。(3) 概念相互の関係は、「どういう解釈に基づけば、どの概念とどの概念は、どのような方向性で関係している」という形で検討し、理論的メモ・ノートに記録していく。理論的メモ・ノートは日記風に時系列で記録していきます。

●2-6　2人目のデータ分析へ

1人目の分析が終了すると、2人目のデータの分析に入ります。M-GTAは事例研究ではないので、1人目の分析から2人目の分析に継続するのは、作成中のワークシートと概念相互の関係を検討中の理論的メモ・ノートとなります。A氏のデータから概念1から概念15のワークシートを立ち上げていますから、2人目のデータに対しても15個の概念のそれぞれについて完成度を上げるために具体例をみていきます。同時に、2人目のデータから新たな概念生成を並行して進めます。また、概念と概念の関係の検討からまとまりであるカテゴリーの検討も継続して進めます。この方法で最後の人のデータまで分析していきます。

2人目のデータに移行するときに、理解しておくべき重要な点がいくつかあります。1人目のデータの分析からもっとも多くの概念生成となるのが一般的ですが、さらに分析を続けていく中で具体例と定義、概念名の最適化をはかっていくので定義や概念名の修正がおこなわれたり、具体例が多くなれば仕分けして2つの概念に分けるといった調整をするので、最初の定義や概念名を変更してはならないということではありません。

また、1人目の分析は当然その人のデータですから、具体例は全てその人に関係していることになります。そこには、その人特有のことがらが含まれている可能性もあります。そうすると生成中の概念もその人にしか当てはまらないのではないかと疑問に思われるかもしれません。この問題は心配には及びませんが、なぜでしょうか。ちょっと考えてみてください。２人目の分析に継続するのはワークシートですので、具体例が２人目以降のデータから出てこなければその概念は１人目の人についてしか当てはまらないと判断できるからです。先にみたように、ワークシート１はそうした例になります。ただ、これは１人目と２人目以降の関係というよりも、ワークシートのヴァリエーション欄の内容が１人だけからか複数の人のデータからであるかをみて成立可能性を判断するという問題です。

２人目のデータに進んだときに新たな概念も生成しはじめるわけですが、当然１人目のデータとは異なった内容が反映されてくるので解釈上のアイデアが活性化されやすくなります。比較検討がしやすくなるので、いろいろなアイデアが出てきやすくなります。

さて、２人目、B氏のデータで最初に着目した個所はすでに生成中の概念６（要介護状態の変動）の具体例でした。この概念にはさらに２つの具体例があったので、これらをそれぞれワークシート６に転記していくので、以下のようになります。

ワークシート………6

概念6：要介護状態の変動
定義：妻の要介護状態の始まりとその後の変化
ヴァリエーション（具体例）：

＊うちのケースの場合ですね、あのー、脳内出血っていう病気がですね、まぁ言うならばある日突然発病したわけですよね。（A氏、6頁）

＊昭和48年の2月のね、17日に、うちの家内がね、脳内出血で倒れましてね、それで病名がね、脳出血による「右半身麻痺」ということで身障手帳の第一種3級の認定を受けたわけです。ですから右半身が、上から下まで右半身が全然あのー、自由が利かないわけですね。左手だけで何とか立てていたわけです。（B氏、1頁）

＊家内がね、今年の暮れに、ちょっとソソをしましてね、それからもう立ち上がれなくなってしまったんですね。それで結局本人を常時1人にしておけないんで。（B氏、1頁）

＊前は1人で立ち上がれて1人でトイレに行けた時には、要介護の2が判定でした、最初ね。で、今年切り替えて（要介護度が変更になって）、要介護の4に上がったわけですね。（B氏、2頁）

理論的メモ：

・妻の要介護状態の始まり方が劇的であるか否か、また、その後の変化の様子によって、それまでの生活との断絶度が違うのではないか。こうした点は夫が介護役割を担っていく上でどのような影響を与えたのか？
・妻の要介護状態がどの程度安定しているかによって夫の役割はどのように変わるのか？　また、状態が変化、とくに悪化すると、どのような対応がとられるのか？
概念２との関係で考える。

概念６は事実確認的な概念であり、妻の状態の現象的変化、プロセス性を捉えるためのものです。今回の調査内容からしてこの概念にはすべてのデータから具体例が挙げられると考えられるので、最初から概念として成立は見込まれる。この種の概念はそれ自体の説明力というよりは分析結果全体との関係で一定の方向性を示すことが考えられるので、活かすかどうかは後になって判断するとして創るようにします。補助線のような概念と言えば、わかりやすいでしょうか。つまり、この研究は大きくみた場合、妻の要介護状態の変化が現実的に起きていて、それに対応する形で夫が家事や介護をしているので、実際の現象的変化と夫の行動の間には“うごき”、変化の要素が組み込まれています。事実的なところをおさえておくことで、他の概念と相互の関係を位置づけやすくなるということです。

●2－7　中心的概念の検討過程
〜概念16の生成をめぐって〜

ここからは、分析の中心を構成することになる概念の検討過程について説明していきます。２人目のB氏のデータに入って、最初にこの部分に着目します。すでに生成中の概念２の具体例として選び出し、ワークシート２のヴァリエーション欄に追加記入します。

今介護保険に来ていただいているのが、月水木金と週４日ですね。それで、土日とそれから祝祭日ですね、それはお休みして頂いているんですね。それから、今ヘルパーさんは、原則として９時半〜11時半まで２時間ですね、その人たちのやる仕事はお掃除と洗濯とそれから食事の準備ということでやってましてね。（B氏、１頁）

曜日によって安定した日課態勢を形成していると言えそうなので、概念２（安定した日課態勢）の具体例として適切であると判断します。やはり介護保険の存在は大きく、高齢の夫たちはうまく利用して妻と自分との生活を成り立たせていると思われます。

２人目のデータの分析に入ってから新たに生成された概念が通し番号で16番目になるのですが、そのとき着目したのは次の箇所でした。

【データ部分】

夕方6時っていう、5時半から6時っていうのはね、あの、全部片付けてしまっておかないと。6時53分にね、NHKの次の日の天気予報がありますでしょ。それを見てね、明日はお天気がいいとか悪いとかによって、明日お天気がいいとなると、晩に洗濯しておいて、そいで、次の朝起きたらすぐ干すと。お天気がいいと、うまくいくと1日で済みますんでね。どうしてもその天気予報は、見なくちゃならないですよ。(B氏、7頁)

波線の箇所から、この部分がB氏にとって大事なことが感じられます。洗濯のことで、工夫しないと1日では済まない状態であることもうかがえます。概念2の定義では曜日単位という条件を入れていたのですが、それと比較すると、この個所では時間、しかも6時53分というように天気予報は分単位の放送時間まで細かく認識されています。直接の介護行為ではないですが、洗濯は妻を介護することから派生していて、B氏の1日の一部分を規定していると解釈して、定義を「1日の自分の行動が妻の介護を中心に規定されていること」とし、概念名を「介護合わせの生活リズム」としました。概念16の始まりです。

このときワークシート2のヴァリエーション欄を見直してみると、曜日単位に加えてサービスの利用パターンが語られていること、しかし、介護者である夫が直接自分でしていることではないことに気がつきましたので、この点についてワークシート２の理論的メモ欄にその時の日付を入れて記録しておきます。

なお、ここで補足的に触れておくと、この部分は「明日お天気がいいとなると、晩に洗濯しておいて、そいで、次の朝起きたらすぐ干す」の箇所に印をつけて概念３（合理的工夫）の具体例としても使いました。このように、同じデータ部分を複数の概念の具体例とすることがあります。その場合、それぞれに印を分けて自分の判断が後で分かるようにしておいたり、この部分が他のどの概念の具体例に含まれているのかも、抜書きした箇所の最後にメモを入れておきます。

概念16の最初の具体例はB氏にとっての天気予報と洗濯についてでしたが、３人目以降のデータからは数多くの具体例、それも非常に重い内容のものがみられました。ここではそのうちの３例ほど挙げてみます。

【概念16の追加具体例】

＊（妻に流動食を）飲ませますからね。飲ませながら私も食事っていうのはね、大変ですよ。自分が食べているともうこっち（妻）は寝ちゃってるんです。だから大体昼も、それから夜も（妻が）寝てるときにこっちが食べる。だから（食事と食事の間が）昼間、長いですから大体午後４時か５時ごろに、私、パンと牛乳でつなぐわけですよね。

（中略）　いまは昼夜逆転しちゃってるんですよね。昼間寝て、夜起きてる。そういうタイプになったんです。それに私があわせてるんですよ。そうしないと、こっちが普通どおり寝ちゃうと、夜寝ちゃうとね、あのね、（私を）呼ぶんですよ。（私が寝るのは）早くて（夜中の）1時。ただし火・木・土だけは8時起き。ゴミを出さなきゃいけない。これを忘れると溜まっちゃいますからね。（E氏、13頁）

とか

＊褥創　褥創、それができて、3年かかったの、治るのに。穴空いて、ちょうど、骨見えるもんね、ガーゼいれて、毎日僕も見てたけどね、すごいな、よくこれで死なねえなと思うわよ。それがあるもんだから、僕も3時間、2時間ごとに、（体の向きを）返して、おしめとか、夜中もね、夜中もよ、たいたい8時に寝せるんですよ、9、10、11、11時になったら、こんど、向きを変えて、左だったら右、右だったら左して、おしめ変えて、今度、2時に起きて同じことをやる。2時だから、3，4，5、5時になったら、今度また起きるんだ。慣れてっけどね、やっぱり疲れるね。（G氏、4頁）

また、

＊私ね、朝ないんだ、朝、何時におきて、夜何時に寝るっていうそういう生活じゃないの。24時間体制だから、だからね。あの、一応布団をひくのが、ほら、夜の11時頃かな、ひくのがね、たたむのが朝、大体、8時頃かな。だけど、

（布団で）寝てるわけじゃないんだ。寝てもね、１時間以上、寝たことないよ。うん、母（妻）さんのことやらなきゃならないから、だから物理的に無理ですよね、うん、寝るのがゼロじゃないけどね、だけどあの、無理なんだよね、だから、ほら、普通の人の感覚で考えるとね、違うんだ。何時に起きて夜は何時に寝るとか、母さんには夜昼がないから。（L氏、２頁）

ここでの解釈は、妻の介護のために夫の１日がかなり規定されているという捉え方です。概念16を考えた最初の具体例は洗濯のために夕方の６時53分にNHKの天気予報を見るという形での規定のされ方でしたが、結果的にはそれは一番軽度の例であって、具体例によって程度の差はあるものの中には高齢の夫の生活が極限に近いものになっていることがわかってきました。概念16が多様な現象幅を説明できると判断できます。

高齢夫婦世帯で夫が妻を在宅で介護しているのだから、「介護合わせの生活リズム」は当たり前であって、概念と言えるのだろうかという疑問を持つ人もいるかもしれません。概念名だけをみるとそうした反応になるかもしれませんが、この概念が洗濯のために前夜天気予報を見逃さないよう注意したり、流動食を飲ませるために自分の食事時間が制約を受けたり、夜中を通して睡眠時間が寸断され結局昼間も眠れないといった具体例から生成されたことを理解すると、この概念が介護者である夫の重要な部分を説明していることがわかります。ここではすべての具体例を列挙していませんが、多様で豊富なディテールに支えられた概念は“当たり前”で済ませない迫力をもちます。そのことは単に理解を深められるということだけでなく、当事者の生活実態を理解することで分析結果をケアの実践に活かしていく上で不可欠と言えます。しかも、これは概念16というひとつの概念についてであって、こうした概念の相互関係からなるグラウンデッド・セオリーはさらにパワフルとなります。

ここで少し復習をしておきましょう。1－9と1－10で質的データと分析の仕方についてM-GTAの場合と事例研究やエスノグラフィーなどの代表的な場合とを対比的に説明しました。質的データの特性であるディテールの豊富さを分析にどのように活用するかで両者は対照的でした。その点をここでの例と関連させて確認しておきましょう。確かにここにあげた３例をみてもディテールの豊富な内容をそのまま記述表現する方法は具体的であるがゆえにわかりやすく、インパクトもあります。高齢の男性であることを思えば、相当に厳しい日常にあることが伝わってきます。

対照的にM-GTAではディテールの豊富さを活かして説明力のある概念を生成し、概念間の関係でまとまりを創っていきます。個々の具体例と比較すると生成した概念16（介護合わせの生活リズム）は直接的なインパクトという点では劣るかもしれません。しかし、具体例はエピソードであって、それらをたくさん集めたからといってそれぞれの場合の“大変さ”はわかりますが、大変さの特性は分析しないと理解はむずかしいものです。また、本当に大変な状況にあるケースはよく理解できてもそれほどではない場合となると、関心も散漫になり当事者の直面している世界を理解することはなかなかむずかしいでしょう。しかも、大変な例から一見それほどではなさそうな例までを関連したものとして捉えることは、さらに容易ではありません。ここでみた具体例はもちろんそれ自体で大変さを強烈に伝えています。こうした状況のあることを知ってもらうという啓蒙的、意識啓発的な目的には直接の例示が有効ですが、そこから一歩進んで理解を深めようとすると、あるいはサービス提供の実務についていたり介護経験のある人の場合にはこうした具体例は逆に珍しいことではないので、そこから理解を深めるのは実は簡単ではないのです。経験的に知っていることと、ある一定の分析的視点から言語化してそのことを理解するのでは、大きな違いがあります。換言すると、「介護合わせの生活リズム」という概念を提示し、その具体例を示す方法は、とりわけ実践との関係を考慮すると、エピソードはたくさん知っている人たちに対しては多様な具体例を効率よく説明できるのでインパクトをもちます。介護行為だけに着目するのでなく介護者である夫（分析焦点者）の置かれている状況の多様性をトータルに理解することに寄与できます。

話を分析の続きに戻しましょう。２人目のデータから新規に生成した概念16について、それ以降の具体例を挙げながら説明してきたのですが、曜日のパターンだけでなく妻の介護のために１日の生活リズムが強く影響を受けているという解釈でした。誰でも食事や睡眠といった１日24時間の中でのリズムがあるのですが、介護者である夫は自身の生活リズムが妻の介護に必要な行為のために制約を受けている、通常であれば生活リズムは安定したパターンとなっているが、それが制約されるということは夫にとっての生活はどうなっていくのか、自分の生活がなくなる？、といったこともあるのだろうか、高齢夫婦間での介護が語られる時には共倒れの危険が言及されがちですが、例えば介護者が倒れていくプロセスという視点でみると介護に合わせた生活リズムがどのように変化していくと破綻状況になるのだろうか、夫は妻の介護者としてだけの生活ではないとすればそれを離れた自分自身の生活はどうしているのか、等々……この概念に関連して解釈上のアイデアは次々浮かびますが、こうした内容をワークシート16の理論的メモ欄に記入していきます。分析焦点者を介護者である夫においているので、ひとりの人としての夫という視点です。結果だけを言いますと、2－13の概念リスト（301頁）にあるように概念31（自分のための行動）が生成されます。そうすると、この概念との比較から概念32（介護のための中断）

が創られ、共に介護者である夫の自分自身についての生活を捉える概念間関係となります。それだけでなく、日々の生活リズムには自身の健康問題も関係してくるので、それを説明する概念24（健康状態トレードオフ）が生成された。

一方、概念16との関係では介護者である夫は自分の生活リズムを介護に合わせたそれに調整しているのですが、すべてこの方向での調整なのかどうかという疑問もでてきます。逆の場合はありえないかどうか、を考えてみます。自分の生活リズムの方に介護を合わせる場合です。いわゆる対極比較ですが、そうした具体例はありませんでした。つまり、自分の都合を優先してはおらず、妻の介護上の必要性を優先していたことになります。先ほど介護者が倒れていくプロセスという視点を出しましたが、概念16が成立しなくなれば状態としてはネグレクトになるかもしれないし、意図的にであれば、行為としてのネグレクトになるといった解釈も検討できるでしょう。

ただ、検討の中で対極例ではないが生活リズムの調整として今回の対象者に特徴的ともいえる次の具体例がありました。

僕はね、ご飯と毎晩起きて、3時間ごとに起きて、おしめを変えたり、向きを変えたり、体位を変えたり、それは大変は大変なんだけど、こちらのほうは男性に多い、あのなんと言うの、すぐ忘れるんだ、おしっこが近くなるでしょ

う、前立腺。僕もすこし肥大になって、夜おしっこに起きるんですよ。ひどいときは、１時間１回。自分が起きておしっこに、それ（妻の介護行為）が加わる。（G氏、23頁）

G氏の23頁目のデータからの引用ですが、文脈を補足して言うと、介護のために３時間おきに夜中に起きなくてはならない上に自分の排尿のためにも頻繁に起きなくてはならないということに対してケアマネジャーがそれは大変ですねと言ったのに対して、実はそうでもないという話である。トイレに起きる間隔と体位交換のための間隔がおおむね一致するという生活リズムについてである。高齢に伴う自身の身体リズムと介護合わせの生活リズムが自然的に調和する場合であり、あるひとつの“うごき”を捉らえていると言えます。類似の具体例が他にもあれば、ワークシートを新たに立ち上げ概念化していくのですが、このデータ部分から新たな概念化をするかどうかは迷うところです。こうしたときには、この例は類似例に含めるのではなく、理論的メモ欄にコピー＆ペーストして、それについての解釈上のアイデアを記録しておきます。さらにデータをみていって類似の具体例がある程度そろってきたらその段階で新概念生成のためのワークシートを立ち上げます。

概念16の対極に位置する具体例はデータでは確認できなかったわけですが、ここで分析結果全体に関わることになる大きな疑問が出てきます。分析焦点者の視点からみると

「介護合わせの生活リズム」は自分が妻に対して、妻のために行うことが前提になっていてその具体的な内容は概念４（妻への直接的介護行為）でまとめられています。一方、すでに概念２（安定した日課態勢）で曜日を中心とした介護状況の安定が捉えられています。そして、それを成り立たせているのは主として介護保険を活用したサービスの利用スケジュールでした。そうすると、サービス利用（内容や頻度）と生活リズムの関係はどうなっているのか、概念16の対極例がなかったことはサービス利用のパターンとむしろ関係しているのではないか、その詳細をみていく必要があるという具合に、概念２をさらに詳しく検討していくことになります。

●2－8　中心的概念の検討過程
～概念17から修正概念17へ～

ここまで解釈が深まる以前に、概念16に続いて概念17（はみ出し対応）を創り始めていました。概念17は次のデータ部分に着目してこれを最初の具体例としてワークシートを立ち上げていました。

【データ部分】

食事作りますでしょ。ところがね、その日の状態によって作ったものが残っちゃうんですよ。それであるヘルパーさ

んが作って、それが食べきれないで残る。普通の家庭の奥さんだったら、それをまた何かに利用してね、それをずーっと使ってやるけど。次に来る別のヘルパーさんはその人なりに前の人の作ったものが残っててもそれはそれとして、自分は自分でまた作りますでしょ。そうすると、土日とか祭日とか（ヘルパーが来ない）時に、残ったものは食べたりなんかして調整してるわけです。どっか休みの日に残ったものを整理しないとどんどん残ってしまうでしょ。ですから、その辺が普通の家庭とちょっと違う所なんですよ。

（I氏、4頁）

ヘルパーはヘルパーとして決められたとおりにしているのだが、それではサービスからはみ出てしまう部分があるので、その対応が必要になるという例です。そこで定義を「ホームヘルプ・サービスの結果として残る部分への対応」としました。ただ、この概念には食事関係以外には具体例は出てこなかったのでこれでは独立した概念とはなりません。

ここで次のように考えてみます。先に述べたように「介護合わせの生活リズム」は妻の介護のために夫の１日が制約を受けるという意味であり、夫が行為者となっています。そこでこの概念が成立するとしたら、サービスを利用することと生活リズムとの関係がどうなっているのか考えられます。概念のレベルでの相互の比較検討です。そして、概念16との関係から概念17は具体例の解釈を含め定義と概念名も組みなおすことにしました。定義を「ホームヘルプやデイサービス利用に合わせた生活リズムの調整」と修正し、新概念名を「サービス利用に合わせた生活リズム」としこれを修正概念17とします。つまり、概念17のもとになった最初の具体例はそのまま活かしながら、また、概念16との比較から修正したので修正概念17としたわけです。修正前の概念17の意味は修正後の概念の中に含まれています。よろしいでしょうか。

そうすると、今度は、修正概念17が成立するかどうかをデータで確認していかなくてはなりません。生活リズムとして解釈するので、サービスの利用に関わることと介護者である夫の日課との関係で具体例があるかどうかをみていきます。一例を挙げましょう。

【データ部分】

家内はですね、毎週水曜日にデイサービスに行っていますね。だいたい８時50分に迎えが来て、４時20分に（帰りを）迎えるというタイプですかね。だからそうなってくると、あの、朝急がさないと、待ってもらうことになるからね。えー、８時50分には家を出るように少しずつ、私がね、うるさく催促しているわけですよ。（F氏、４頁）

データの前後を補足すると、いつもは朝６時に妻を起こし、朝食に時間がかかるので終わるのが10時頃になるのだが、デイサービスを利用する水曜日は送迎バスが８時50分に来るのでそれに間に合うように妻を準備させなければならないという意味です。

他に、以下の具体例がみられた。

【データ部分】

夜寝られないことですね。しょっちゅう起こされるから。それで、よくヘルパーさんが皆さん午前中に見えてるから、その間に寝てたらどうですか、とこう言われるんですけど、午前中ヘルパーさんがみえてる間に私があの、買い物に行くわけですね、食料の。(B氏、２頁)

私がどこも出られないということですよね、午前中にヘルパーさんが材料をこれとこれとこれを用意してください、この次に来た時に何を作りますからこういう材料を用意してくださいと言う人と、もう１人の人は、冷蔵庫を開けて、ある材料で作る。そうすると私の方は、午前中にヘルパーさんのいる間に、冷蔵庫を見て、絶えず、その、材料が切れないように揃えていなくちゃならない。それで野菜とか肉とかだけじゃなくて、その、調味料がありますね。で、調味料は今はもう覚えてきましたからいいんですけれども、絶えず調味料も切らさないようにしていなくちゃならない。それで、ヘルパーさんが９時半にみえて、それで、10時に店が開きますからね、ヘルパーさんが11時半までですから、それまでの間に、材料を買って帰ってくるというような状況で。午後はどこにも出られない。ですから、材料を買いに行くだけじゃなくて、銀行だとか、郵便局だとか、色々ありますわね。で、それもとにかくその全てが私１人でやらなくちゃならないというのが、あの、現状なんですよ。（B氏、３頁）

これは修正概念17の具体例として挙げているものですが、これらは修正概念17の具体例として最初にデータから採られたものではなく、すでにワークシートを立ち上げていた概念の具体例として挙がっていたものをこちらに移し変えたのです。この２例は当初、定義を「ヘルパー訪問時にも、あるいは、その時間だから、することがあり休めないこと」とし概念20（サービス利用中の必要行為）の具体例でした。２例とも同じB氏のデータからでした。サービスを利用すれば介護者である夫がその間休めるのではなく、その時間を使って生活上必要な他のことをしなくてはならないというのは分析焦点者の重要な側面を捉えられるのではないかと最初は考えたのですが、データ全体をみても結果的に概念20には他の人のデータからは具体例はみられませんでした。そこで意味が包括できるので、概念20を修正概念17に統合することにしました。具体例も一緒に修正概念17のワークシートに移ります。一般に、サービス中は介護者は解放されると思いやすいので、概念20は捨てがたいのですが、データとの確認が不十分だったため、こうした判断となりました。

ここで補足しますと、概念20が分析テーマと分析焦点者の視点からみて重要であると判断すれば、この概念が本当に成立しないかどうかを見極めるために追加的にデータ収集を行うことももちろん検討に値します。この調査では現実的に困難でしたので、統合化の方向をとりました。

ところで、修正概念17、「サービス利用に合わせた生活リズム」には、介護者である夫による特定の行為にとどまらず、生活そのものを言わば“サービス仕様”に変容させていくことを示す具体例もみられました。たくさんあるのですが、サービスの種類と内容、提供者が多様化してくると時間管理にとどまらない総合的なマネジメントが、要介護の妻とサービスとをつなぐために介護者である夫がしなくてはならないことになっていきます。下記の例は一見するとサービス利用のことを語っていると思えるのですが、ここまでの解釈を踏まえてみるとそれだけではないように思われます。つまり、いろいろなサービスを利用しているとスケジュール管理を含めた総合的なやりくりが発生していること、そして、サービス利用が多様になっていくと生活全体がそれを中心として規定されてくる様子がみてとれます。生活が“サービス仕様”になっていくという言い方をしたのは、その意味です。

【データ部分】

お風呂に出かける日があるの、それは、早いです。９時に。あとの日はね、（資料を探す）これがそうね、（資料を見せながら）これが入浴の日ね、これは、火曜日はね、訪問看護という、看護婦さんが来る日。（G氏、1－2頁）

ですから今、介護の方はですね、火曜、金曜、週２回訪問看護。それで、その時に入浴とそれからあと膀胱洗浄をやってもらっているんですけどね。それから血圧とか高かったらね。それから身体介護は朝夕。月曜が２回ね。それから火曜日は訪問介護があるから、これは夕方１回。それから水曜日がやっぱ朝夕。木曜日が朝夕。えー……あっ朝夕じゃない。あっ朝夕だ。それから木曜日はあとショートステイ。（I氏、２頁）

では、修正概念17は今みたような意味だけなのかどうか、「サービス利用に合わせた生活リズム」には規定される方向とは別の方向を示すことはないのかを、データに当たりながら確認していきます。具体例としてはひとつだけでしたが、以下の部分に着目しました。

【データ部分】

そういう（妻がデイサービスを受けに行っている）時に（駅周辺、地名略）へ出たりね、するわけなんですけどね。デ

イサービスってのは10時から午後４時までってことになっていますから。うんやっぱし自分で本読んだり、それから時々は買い物に行ったり、デパートがいろいろあるでしょ。○○デパートというのがありますよね。それのね七階にかなり広い書店があるのですよ。（F氏、７頁）

これはサービス利用により自分に時間的な余裕が取れる場合です。対極例ではありませんが、定義に照らしてみるとこれも具体例ですし、しかも先にみた内容とは異なる方向なのでこうした具体例があると修正概念17の説明力に幅を与えます。

補足しますと、このような場合、F氏の例は修正概念17のワークシートのヴァリエーション欄に追加転記しますが、理論的メモ欄に他の具体例との意味の違いを記録しておきます。そして、この例と類似した例が他からもある程度出てくれば、修正概念17を２つの新たな概念に独立させ、修正概念17はその２つを包括する位置におきカテゴリー候補とします。よろしいでしょうか。生活が制約を受ける場合と介護者である自分が自分の時間を持てる場合をそれぞれ概念化するわけです。サービス利用に関わるとはいえ一方は生活の制約に関係し、もう一方は介護者の解放に関係するので対比的な概念となります。その場合、修正概念17はもとの概念名のままで定義を変更し両方の概念の意味が含まれるようにします。ただ、このときには他の類似例がみられなかったので、こうした対応はとらず修正概念17の説明幅を持たせる活かし方にしました。

介護者である夫からみれば、概念16（介護合わせの生活リズム）は概念32（介護のための中断）と関係しますが、一方、修正概念17は部分的にせよ概念31（自分のための行動）と関係したうごきになっていることが、ここまでの検討からみえてきました。

●2-9 中心的概念の検討過程
～概念16と修正概念17の関係からコアとなる修正概念2へ～

さて、分析の流れに戻って復習しますと、概念16（介護合わせの生活リズム）は妻の要介護状態から要請される行為のために夫の生活リズムが制約を受けることを説明するのに対して、修正概念17（サービス利用に合わせた生活リズム）は複合的、多様な意味から成り立つことがみえてきました。前者からは介護者である高齢の夫の厳しい日常生活がうかがえ、一方、後者からはホームヘルプやデイサービスが利用できれば介護者の負担は軽くなるという単純な話ではなく、そういうケースも皆無ではないがサービスの利用に合わせて介護者である夫は直接介護とは異なるマネジメントなどの関連課題に対応していることが分かってきました。

つまり、概念16と修正概念17の比較検討から、高齢夫婦世帯における夫による妻の介護プロセスは２種類の生活リズムの“うごき”として捉えられ、しかも、それぞれが変化しつつ、同時に、両者は相互に関係しながら日常生活を安定させているのではないかという大きな解釈が着想できます。この解釈に対応する概念はこれまで生成した中では概念２（安定した日課態勢）がもっとも近いのですが、定義では曜日を単位とする点で安定度の高さは捉えられていましたが、安定した状態に焦点をおいて捉えようとしていたので概念としては平面的、状態把握的なものでした。うごきを説明する点は弱かった。しかし、概念16と修正概念17の内容を踏まえるとこの両概念に対して概念２を格上げすることが考えられます。そこで定義も「主として介護保険の利用により自分の役割や行動を含めて日常生活を構造化すること」に変更し概念名も「介護日課の構造化」と修正し、修正概念２とします。安定より構造化の方が複雑なうごきを説明できそうです。ただ、これは結論であっていきなりこのように修正したわけではありません。後述するように概念16と修正概念17がどういううごきでの関係となるのかを検討しながら、概念２の修正をどうするかを考えます。

その説明に入る前に、概念２が修正概念２となりコアの概念となっていくのですが、なぜ概念２が浮上してきたのかを理解しておきましょう。概念16と修正概念17の関係は、分析テーマと分析焦点者の視点からみてかなり重要な分析結果であろうと判断できました。そして、両概念を包括できる概念を検討したところ概念２が候補として考えられたのです。この場合には修正を経てコアになっていったのですが、常にそうでなくてはならないわけではなく最初のままでコアになることもあります。また、コアの位置に来るであろう概念が生成中のものの中には見当たらない場合には解釈に基づき論理的に想定しその段階で新たな概念を立てます。この場合には定義と概念名が先に考えられるので、その概念が成立するかどうかを生成中の概念との比較検討作業によって確認します。生成中の概念はワークシート上でデータとの確認が進められているので、想定された概念が生成中の概念の関係に基づくのであれば成立可能性アリと判断できます。そのときの判断に拠るのですがand/orで、想定概念について新規にワークシートを立ち上げて直接データをみていくこともできます。よろしいでしょうか。概念以上の抽象度のレベルでの比較から新たな概念あるいはカテゴリーを生成する場合の具体的な考え方です。

今回の場合には概念２が候補としてありました。1－15ですでに説明しているようにM-GTAでは分析の最小単位を概念とし、直接データから概念を生成します。そうすると意味の範囲からみて概念にはバラツキがみられるのですが、それは自然なことであり概念相互の比較検討を進めるには好都合であると説明してきました。そこで復習です。なぜバラツキが出るのでしょうか。概念生成の方法を思い出してください。分析テーマと分析焦点者の視点からデータをみていき、ある箇所に着目し、それをひとつの具体例とし、なおかつ、他の類似例をも説明できるであろうと思われる概念を考えるわけです（1－15の概念指示モデル）。そうすると、着目箇所によってその内容と解釈から比較的広がりのある意味になる概念もできれば、非常に具体的な内容に限定された意味範囲の狭い概念も生成され始めるからです。ワークシートを立ち上げながら分析していくときには分析テーマと分析焦点者の視点から集中してデータをみていき、着目箇所を判断すればよいのです。データとの直接の接点なので分析上非常に重要となるので、M-GTAは複雑なコーディングの仕組みは導入せず、分析者が解釈に集中できるようになっています。その結果として、生成され始めた概念の中にバラツキがみられても、今度は概念相互の比較検討を同時並行で進めていくのでバラツキの状態は心配の必要はありません。むしろ、概念間の調整、修正、統廃合といった作業を促進していくと考えてください。

すでにみたように、概念２（安定した日課態勢）は最初から意味範囲の広い概念でした。しかし、この概念がコアの候補として浮上したのは、繰り返しになりますが、概念16と修正概念17の関係を検討した結果であって、最初からこうした展開になるとは分かっていませんでした。また、修正が必要になることも始めから予想できていたわけではありません。

言うまでもなく、この間、新たな概念生成の作業は継続して進めているのですが、中心となる解釈が見えてくると分析の比重は収束化の方向にシフトしていきます。修正概念２をコアとし概念16と修正概念17との関係を軸に、他の概念間の関係を検討していくことになります。中心となる解釈が着想されると、その骨子を文章化して理論的メモ・ノートに記録しておきます。時間がたつとあいまいになったりするので、解釈がぶれないよう“(思考を) 保存”しておくのです。これはストーリーラインのはしりのようなもので、この場合ですと「高齢夫婦世帯における夫による妻の介護は、介護日課の構造化で成り立っており、それは介護に合わせた生活リズムとサービス利用に合わせた生活リズムの２つの生活リズムのバランスで構成されている」となるでしょうか。

では次に、なぜ概念２を修正したのか、その検討過程を説明しましょう。この概念は「曜日単位でサービス利用と自身の役割をスケジュール化し、現在の生活を安定させている」という定義でした。分析を進めるにつれてその後の大きな解釈の流れは、曜日パターンへの着目から１日の中でのパターンへと“時間”に焦点をおいてきています。

概念16は妻の要介護状態に対応するため夫の生活リズムが制約を受け、具体例の中には極限に近いところまでになっている場合もみられました。妻の要介護状態というのは非常に個別的であり、また、同じ人でも状態は変わりやすい。したがって、「介護合わせの生活リズム」は固有にして個別的な時間特性の中で夫が行っている多様な対応が説明できそうです。しかも、夜間も数時間おきに定期的に起きて体位交換をしなくてはならない場合のように、妻の要介護の度合いが強まるにつれて生活リズムへの制約は増幅していくと考えられます。これは、この概念が説明できる“うごき”の部分を指しています。介護負担の増加と生活リスクの上昇は、このうごきの意味するところで、方向性を示してもいます。

一方、修正概念17は制約と解放の両方向の幅で複合的な現象を説明できそうなのですが、共通項としてサービス利用をおいている。例としてみたのはホームヘルプとデイサービスでしたが、介護保険によって専門的に提供されるサービスの時間特性はスケジュール化されている点において標準的時間であると言えます。サービス利用が妻の要介護状態にできるだけ対応させて組み立てられているという面はあるでしょうし、とはいえ現実には希望通りにはいかずさまざまな条件によって規定されています。この点を理解するには一旦スケジュール化された後の変更のむずかしさを考えれば、サービスが標準的時間、社会一般における時間特性で成り立っていることがわかります。むろん実際には予定変更は決して珍しくはないのですが、許容幅はそれほど多くないし例外的なことなのです。だから、サービスを利用することはスケジュールを守ること、守ろうとすることが前提になっているのであって、標準的時間はそれに合わせるよう個人に対して強制的影響力を伴うものでもあります。

先ほどの修正概念17の具体例をもう一度みてみましょう。まず最初は、制約ではない場合もあることの確認です。妻がデイサービス利用中に駅周辺のデパートや書店に出かける例はサービスの利用を自身の生活リズムにうまく調和させている場合と言えます。「サービス利用に合わせた生活リズム」が「介護合わせの生活リズム」の制約を軽減していく場合であると理解することができます。強制的影響力を特徴とする標準的時間を活用することで自身の固有・個別的時間を調整していると考えられます。ですから、サービスを利用することで介護者の負担を軽減するという問題は、概念16と修正概念17の関係からこのように説明できるし、さらにこの延長で考えれば、例えば24時間体制のスポット型のホームヘルプ・サービスは「介護合わせの生活リズム」の偏りを３回の食事や朝夜のケアなど1日のリズムに合わせて提供することで介護者の生活リズムを通常の方向に戻していけるかもしれない。つまり、個別な事情を考慮にいれながら、修正概念17を使って概念16の偏りを改善するプランを検討するということで、そうすれば具体的な見通しをもってかかわることができます。ケアプランが方向性をもって立案でき、その効果も検証しやすくなります。

修正概念17には、対照的に、２つの生活リズムが必ずしも介護者の負担の軽減とはならない場合もあり、今回のデータからはこちらの具体例が数多く見られました。ヴァリエーションでみたように、ヘルパーの来ない日に残り物を食べるという話、９時半から11時半までヘルパーが滞在している間に出かけ10時の開店を待って買い物をし銀行、郵便局の用事を済ませて時間までに戻ってくるという話は、サービス利用中にそのための関連行為と日常生活維持のための必要行為をしなくてはならないことを意味しています。概念16との関係でみれば、サービス利用が生活リズムの改善の方向に作用するのではなく逆にそのために新たな役割を生み出していることになります。修正概念17のこの意味は可視度が低いので、つまり、一般に人々はむろん、高齢者ケアに従事している人たちも的確に認識していないかもしれない一面を捉えています。確かにサービスの利用によって介護者の負担が軽減されるのは事実ですが、生活リズムとしてみるとサービスを利用すること自体が制約要因となることが捉えられます。修正概念17ができるだけ制約をひきおこさないように注意すること、また、引き起こしていないかどうかを確認することがサービス利用を検討するときに重要となります。そうしないと介護者である夫へのサービス利用の効果は減じかねないし、概念16との関係如何によってはさらに効果減少の危険もあることがわかります。

このことはすでにみた具体例から示唆されていました。

デイサービスセンターへの送迎バスに間に合うよう妻を準備させるという話です。一見何事もないことように思えるのですが、送迎バスというのは標準的時間の象徴のようなものです。いつものパターンだと妻を６時に起こし朝食に時間がかかるため10時までかけている。これは「介護合わせの生活リズム」で、F氏と妻の固有にして個別的な日常です。しかし、水曜日はデイサービスセンターへの送迎バスのために８時50分までに支度をしてバスを待つ状態にしなくてはならないのです。準備のために食事の時間を早め、身だしなみなどの直接的な介護行為はもちろんですが、妻の気持ちの準備も含め「うるさく催促している」。サービスはただそれだけを利用できるのではなく、利用するためのこうした対応もあることが理解できます。

ここまでよろしいでしょうか。介護に合わせた生活リズムによって夫の１日の生活パターンは変則化し、しわ寄せを増幅させる方向で変化する。一方、サービス利用によって在宅生活は維持されているのは確かだが、利用するにはスケジュール化に合わせなくてはならない。固有にして個別的な時間と標準化された時間とを“合わせる”ことが、日課を構造化させている、と解釈できそうです。異質で対照的なうごきを合わせることが介護者としての夫の重要な役割と考えられる。先にみたストーリーラインのはしりとしての文章は概念の関係を表しただけですが、うごきとして捉えたその内容がここではっきりとしてきたわけです。

施設介護と比較したときの在宅介護の特徴と言えそうです。

そうすると、この解釈で分析が収束化できるかどうかを検討していくことになります。並行して作業を進めている概念生成と概念間の比較からのカテゴリー形成と、修正概念２を中心に概念16と修正概念17の関係を軸にまとまるかどうかを検討していくことになります。

一方、修正概念２の対極例についても検討します。介護日課の構造化ができていない場合、破綻した場合が比較の対象となります。これは人を単位とした比較です。ただ、分析焦点者の設定、および、すでに説明した経緯から今回の調査ではこうした対象者は含まれていません。介護日課の構造化がともかく成立している人たちが対象者であり、また、その中に途中で破綻して再度構造化されたケースもありませんでした。したがって、人を比較単位とした修正概念２の対極例の検討は守備範囲外となりますが、今回の分析をもとに、構造化不成立の場合について、在宅での介護が破たんしていく場合について分析焦点者を新たに設定して今後調査を構想できます。

では、修正概念２についての検討は今後の話としてそれで終わりにしてよいかというと、そうも行きません。検討の方向を変えて、ここでの分析の有効性をチェックします。つまり、対極例の方向ではなく、修正概念２自体の説明限界をデータから検討します。これまでの分析から介護日課の構造化が成立していてもそれが薄氷を踏むような危ういバランスにあることはわかっています。そこのところを示す具体例をデータの中に探していきます。構造化を不安定にする要因は生成した概念の中で困難性、自身の健康問題、将来不安などに関したものとして把握されています。また、ここで確認したいのは２つの生活リズムが拮抗してギリギリのバランスとなっている状態をうかがわせる具体例のチェックです。次の例がありました。

色々あるわけですよね。もう１日の時間ってのが、ものすごく短い。人がね、ちょっと来ると、自分の中の時間割がいろんなことでもって変わってくるでしょ。そうすると今度、自分の休息がなくなってきちゃうんだよね。（H氏、8頁）

１日の行動が関連して組み立っているため、予期せぬ来客や一時的な訪問があるだけでしわ寄せが発生している。補足すると、週４日ホームヘルプ・サービスを利用しているH氏にとって「人がちょっと来る」ことは、介護に合わせた生活リズムともサービス利用に合わせた生活リズムとも異なる出来事であり、こうしたごく普通のことが大きな影響となるところに介護日課の構造化の特性があると考えられます。

●2-10 中心的概念の検討過程
～コアから新たなサブ・コアの生成へ～

ここまでに概念16と修正概念17の関係を検討し、そこから修正概念２をコアとする解釈がみえてきました。そうすると次には、この３者の関係で十分かどうかを検討してみます。介護日課の構造化を性質の異なる２種類の生活リズムの関係として理解でき説明できるかどうかです。コアまでみえてきた後ですので、比較検討としてはかなり包括度の高いレベルでの作業となります。

介護日課の構造化を生活リズムの関係だけでは説明できない部分があるとすれば、それは何かを考えます。介護者である夫はいずれの生活リズムの文脈においても実にさまざまなことを実際に行っています。この部分を空白にしたままですと、２種類の生活リズムの関係を“うごき”として捉えるのには難があります。実際に夫が行っていることを説明する概念としては概念４（直接介護行為）があります。内容からして非常に重要な部分を捉えていることは明らかです。しかし、概念４は概念16とセットで成立する関係にあります。修正概念17とは意味合いが違います。では、概念４を修正概念17（サービス利用に合わせた生活リズム）とも関係する方向に修正できるかどうかも検討します。結論としては、ワークシート段階でのヴァリエーションをみても修正は適切ではないと判断し、ここで新たな概念（サブ・コア）を考えます。この場合も、定義が先にあるわけで「妻の介護とサービス利用に伴うことがらを両立させること」となり、概念名としては「介護者スキルの蓄積」を考えました。ワークシートからの概念ではないので通し番号を付けず、自分で分かるように例えば追加概念Aとして生成理由と一緒に日付を入れて理論的メモ・ノートに記録しておきます。なお、介護スキルではなく介護者スキルとしたのは概念16との関連で夫が直接妻に対して行う行為だけでなく、修正概念17に関しては直接ではなく間接的行為と総合的なマネジメントが夫に求められているので介護者として必要なスキルの全体を意味する概念としてはこの名称が適切と判断された。

では、追加概念Aは生成中の概念から支持されるかどうかを検討します。2－13の一覧表（pp.299–301）から、概念16（介護合わせの生活リズム）との関連では、概念４（直接介護行為）を中心に概念３（必要行為の合理的工夫)、概念11（外出調整)、概念23（介護対応の居室改善）などが挙げられ、一方対照的に、自分が行うことができても妻のためを考えて敢えてしないというスキルもあり、例えば概念５（妻行為の確保）などがあります。さらには、スキルはすべて肯定的に蓄積するばかりではなく、概念29（予期せぬ失敗）も少なくないのです。修正概念17（サービス利用に合わせた生活リズム）との関連では、例えば妻には自分以外の人との会話の機会が重要と判断しヘルパーに家事の代わりに話し相手になってもらうなどを具体例とする概念42（サービスの独自指定）があります。また、概念８（ヘルパー・看護師との関係不安定）は概念７（介護保険制度への不満）とも関連しつつサービス利用に伴う介護者スキルの一面を捉えています。まとめますと、こうした個別的検討から「介護者スキルの蓄積」という追加概念は成立すると判断できました。しかも、今回はデータ的に不十分でしたが「蓄積」にはプロセスの意味が組み込まれているのでこの概念が他のサブ・コア、概念16と修正概念17と同様にサブ・コアに位置付けられ、３者の関係から介護日課の構造化に特有のうごきを説明できると考えられました。

ストーリーラインのはしりとして先ほど文章化したものに追加して、ここで確定骨子をまとめておきます。「高齢夫婦世帯における夫による妻の介護は、介護日課の構造化で成り立っており、それは介護に合わせた生活リズムとサービス利用に合わせた生活リズムの２つの生活リズムと介護者スキルの蓄積とのバランスで構成されている」となります。図にすると、三者が相互に影響関係にある形になります。これが、分析の中心部分となります。

介護日課の構造化

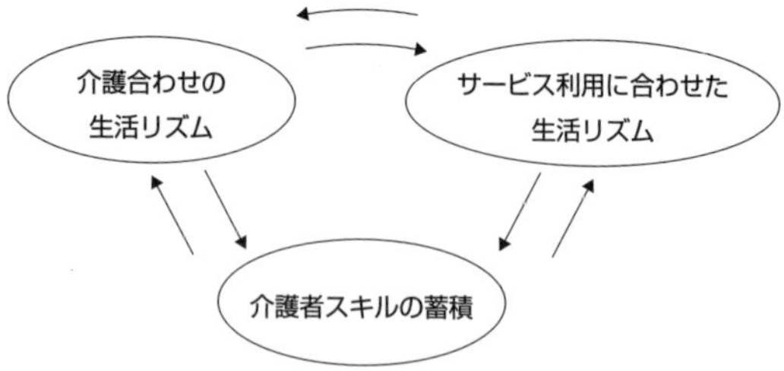

説明モデル、予測モデルとして介護日課の構造化がバランスよく成り立っている場合は、これら３者はどういう関係にあるか、逆に、構造化が破綻するときには３者はどういう動きのサイクルになっているのか、あるいはまた、可視度の低い場合も含めてどこに負荷がかかればどこに働きかけることでバランスを改善できるか、といった実践と関連させて検討します。また、中心を構成する三者はそれぞれに関係する概念があるので、最終的にはそれらをも入れたものが結果図となります。

ここまで2－7、2－8、2－9、2－10と項目を分けて中心的概念の検討過程を説明してきました。これはひとつの例であって、必ずこの例のようにしなくてはならないということではないし、この順序でなくてはならないのでもありません。考え方の実践例ですので、この点は十分注意してください。

念のために再度確認しておきますが、収束化のときには、並行してワークシートによる概念生成や概念間の関係の検討によるカテゴリー生成の作業を進めていきます。概念生成はデータ全体に対して行い切る必要があるし、概念と概念の関係も継続していきます。これらは作業として行います。一方、分析の中心となるかもしれない、大きな着想はいつ、あるいは、どの段階で得られるかはわからない。かなり早い段階かもしれないし、いつまで経っても着想できない場合もあるかもしれない。個人差も関係してきますし誰でも実際にやってみて経験的に身につける以外に近道はないのですが、質的分析の醍醐味、オリジナルな知見を得られるかもしれない躍動的予感はここにかかっていると言っても過言ではないのです。1－8で説明した、解釈の２つのダイナミズムの後者、抽象的な比較作業から非連続に得られる着想がこれに当たります。比喩的に言うと飛行機の離陸のようなもので離陸するためには滑走が不可欠で、ワークシートによる基礎的分析作業とその過程でのさまざまな解釈可能性の検討とその中からの選択的判断を積み重ねていくことが滑走に当たります。滑走距離は短いこともあれば長いこともあるわけですが、要は離陸できるということです。ただ、これは技法によって保証できる性質のことではなく、あくまで分析する人、M-GTAの用語で言えば【研究する人間】に依存します。

こうした話をするとほぼ必ず「でも、もしそうした着想が得られなかったらどうしよう？」という質問があります。

具体的な対処方法を挙げますと、ひとつは研究テーマの意義の確認です。自分は何を明らかにしようとしてこの研究をしているのか、それにはどのような意義があるのか、この２点を確認すれば【研究する人間】としての自分自身をブレないように安定できます。もうひとつは、解釈上のアイデアを活性化させるには肯定的思考が有効です。できない、ダメだ、不十分だといった否定的思考は発想にブレーキをかけてしまいます。アイデア、着想は最初は所詮可能性であって、それをデータに照らして確認していくのですから、確かなこと、リアリティ感は分析作業をしていく中で自分の中に生まれてくるものです。心配しても始まりません。まずは、大丈夫だろうと思うことです。復習になるので説明はしませんが、M-GTAは一連の手順の中に離陸できるだけでなく目的地に着陸できるまでのいろいろな安全装置を組み込んでいます。

●2－11　フォーマル理論への感触

　ここまでの解釈の流れから、少し自由に理論的検討をしてみましょう。さらにアイデアが浮かぶかもしれません。例えば、送迎バスの話は、子どもを幼稚園に送り出すときのドタバタを思い起こさせるのではないでしょうか。それでなくても忙しい朝の時間にマイペースでいる子どもを準備させ送迎バスに間に合わせることが決してスムーズにいかないことは子育ての経験のある人には言うまでもないでしょう。マイペースの子どもと悲鳴を上げる母親という対比は子育ての大変さの一端という意味だけでなく、日常生活上のサービスを利用することの本質を示しています。固有で個別的時間と予定化された標準的時間との調整問題として理解できそうです。さらに広げると、家族の変化によりそれまでの機能が外部化され、社会的にサービスとして提供されるという基本的視点が社会政策研究や福祉社会論などにあるのですが、制度や政策としてでなくサービスを受けるということはそもそもどういうことなのかという問題が問えそうです。サービスとはその直接的目的だけではなく利用者の日常生活そのものの性格を変容されるとも考えられるのであって、私たちの生活はサービスの利便性ゆえに、あるいは、必要に迫られて、すでにサービス利用に合わせた生活リズムの世界が頑強に形成されているのであって、自立・自律した存在であるための基本的要件になっているのではないでしょうか。日常の規律化、制度によるプライベート領域への侵蝕化などの社会学での大きな理論的テーマとも関連した問題となります。あるいは、自立・自律という社会的要件が満たせなくなると身近に介護者という存在を発生させ、介護に合わせた生活リズムの世界が始まり、さらにサービスの利用が加わると、１日24時間の世界がスケジュール化された標準的時間によってどんどん侵蝕されていく。今回の分析からみると、その狭間の世界で調整に取り組む介護者である夫の姿があります。その中には介護に直接関係しなくても生活の維持には不可欠なゴミの収集時間を守ることも含まれてきます（E氏のデータ、263頁）。大きく捉えれば高齢社会、福祉社会と形容される近代社会の到達点は、近代的家族の到達点でもある高齢夫婦にとっての１日24時間の生活を舞台に、固有にして個別的な世界と規格化、標準化された世界との最後のせめぎあいが演じられる歴史的地点なのかもしれません、等々……。

ここではこうした議論自体が目的ではないのでこの辺でとめますが、何を言いたいかというと、GTAはオリジナル版において具体理論・領域密着型理論（substantive grounded theory）からフォーマル理論（formal grounded theory）へという発展方向が明示されていたわけですが、高齢夫婦世帯における夫による妻の介護の研究はこのように対象を拡大していくと、障害児者、子育て、難病、慢性疾患など多領域における日常生活とサービスの拮抗関係、つまり、ケアの日課の構造をめぐっての一般問題化ができるということです。個別領域を超えてヒューマン・サービス全体に関わる理論の生成へとつながる可能性が考えられます。

M-GTAによるデータ分析は最小単位である概念の生成をデータから直接行うということ、その結果、意味の範囲をめぐって概念にはバラツキがみられるという説明をしました。ここまでの検討で、概念２の位置は大きく変わりました。修正概念２としてコア候補になっています。概念17

は概念20を吸収し、修正され、コアに順ずる位置に移行しています。ワークシートを立ち上げ概念を生成しながら、概念相互の関係を個別に検討していく中で調整されていきます。

●2－12 現象特性

現象特性については1－18で説明しましたが、今述べてきたフォーマル理論への感触とも関係しています。現象特性とはデータから内容面を抜き取ってみたときに“うごき”としてどのような特徴があるかを示すものでした。また、解釈の第2のダイナミズム、まとめにつながる着想とも関係していることや、うごきを共通特性と位置付けることで具体理論・領域密着型理論からフォーマル理論へと展開を考えるヒントになるという説明もしました。

ここまでの解釈から、この研究での現象特性は何でしょうか。とはいえ、これは考えてすぐに浮かぶことはまずありません。重要なことは分析を始める時から考え始め、そのイメージが浮かぶまで継続して考えることです。ヒントは分析焦点者です。つまり、分析焦点者を中心にみると、うごきとしてはどのような特徴があるだろうかと考えるわけです。介護者である夫たちをみていると、妻の介護をし、家のこともし、サービス利用とそのマネジメントをしながら毎日の生活をやりくりしています。この中からうごきを取り出すと、一番中心にあるのは妻への直接介護で、それをめぐってのうごきとなっている。しかし、それほど余裕があるわけでもない。あれこれ、いろいろと考えてみます。

そして、この場合浮かんだのは昔（かなり昔です）あるテレビ番組でやっていたゲームで、踏み切りに風船が置かれていて、先頭に針を付けたおもちゃの機関車が一周してくる間に何かの作業をして、途中であっても機関車が踏み切りに来る直前には戻って持ち上げて通過させるというものです。風船が割れたら負けです。ちょっと違うのは妻に対しての直接介護が基点となっていることですが、うごきの特性としてみると「安全を考えると離れられない、しかし、一時離れなくてはならない。そして、間に合うように戻らなくてはならない」という現象特性がイメージできます。離れられるのは妻が寝ているとき、ヘルパーなど他の誰かがみているとき、あるいは、妻の方がが離れているとき、つまり、デイサービスに出かけているときなどいろいろですが、離れているときにさまざまなことをしているのですが時間がきたら戻らなくてはなりません。もちろん現象特性は正誤の問題ではないので、他にも考えられるでしょう。

現象特性として理解したことが直接分析結果に現れることはないのですが、それがあることによって解釈、とくに抽象度を上げていき、全体のまとまりを検討するところで影響してきます。とくにM-GTAが重視するうごき、変化を説明できること、動態的説明理論としてのグラウンデッド・セオリーの生成と深く関係してきます。

フォーマル理論との関連で言うと、この場合には介護者である高齢の夫が対象ですが、他で同じようなうごきの特性がみられるのはどんな場合かを考えてみるのです。先ほど触れたように介護や養育にかかわる多様な形態が浮かびます。実際にフォーマル理論の生成まで試みることはなくても、これは発想の訓練になることで以前、グラウンデッド・セオリー的思考法（木下、1999）と呼んだものです。

●2－13　概念の生成と調整の結果一覧

次に挙げたのは、21名のデータからの概念生成とその後の修正などの調整結果を順にまとめたものです。変更の箇所は矢印で示してあります。概念名だけを変更した場合もあれば、定義を含めて再検討し修正概念としたものもあります。また、関係がわかるように最低限必要なメモを入れてあるところもあります。

全部で48の概念を生成し始めたのですが、6個の概念は廃止となり、6個の概念は他の概念に統合され最終的に合計で36の概念が残りました。分析の順に通し番号で表示してありますが、12番目以降の人のデータからは新たな概念生成ではなく、それまでに生成しつつある概念の具体例が確認されていきました。

【概念リスト】生成順

概念１：夫介護への社会的関心の拡がり　→　廃止

概念２：安定した日課体制　　→　修正概念２（介護日課の構造化)、変更

概念３：必要行為の合理的工夫

概念４：直接介護行為

概念５：妻行為の確保

概念６：要介護状態の始まりと変化（事実確認として）→　要介護状態の変動

概念７：批判のしにくさ　→　介護保険制度への不満､に変更

概念８：ヘルパー・看護師との関係不安定

概念９：妻発病による生活混乱

概念10：経験ナシからの出発　→　概念10のワークシートの理論的メモ欄での対極例の蓄積から概念41を生成

概念11：外出調整

概念12：妻への報い　→　介護状況の受け止め、に変更

概念13：介護上の困難

概念14：将来への不安

概念15：妻への思い

…………………………………以上、最初のA氏データから

概念16：介護合わせの生活リズム

概念17：はみ出し対応　→　修正概念17（サービス合わせの生活リズム)、に変更

概念18：妻の気持ちを慮る

概念19：応援親族の欠如　→　理論的メモ欄での対極例から概念30を生成

概念20：サービス利用中の必要行為　→　修正概念17に統合

概念21：施設入所へのためらい

概念22：対策の効果中断　→　概念29に統合

概念23：介護対応の居宅改善

概念24：健康状態トレードオフ

概念25：“それからですね”（in-vivo概念）

概念26：近所の助け　→　概念30に統合

概念27：ニーズ有・利用不可サービス　→　概念７に統合。定義変更ナシ

……………………………… 以上、２人目、B氏データから

概念28：生活感の維持　→　廃止

概念29：予期せぬ失敗（概念22をこちらに統合）

概念30：外部からの限定支援（概念19の対極例から生成＋概念26を統合）

……………………………… 以上、３人目、C氏データから

概念31：自分のための行動

概念32：介護のための中断

概念33：予測対応（概念14と時間志向の点で類似関係）

概念34：妻不在時の心配

概念35：改めて夫婦であること

……………………………… 以上、４人目のD氏のデータから

概念36：役立ち情報希望　→　廃止

概念37：要介護妻の受容困難（概念12への移行過程）

概念38：知識と技術の習得　→　廃止

…………………………… 以上、５人目、E氏のデータから

概念39：介護以前の介護観　→　概念12（介護状況の受け止め）に統合

概念40：愚痴の聞き手不在　→　廃止

概念41：家事経験アリ（概念10の対極例から生成）

…………………………… 以上、６人目、F氏のデータから

概念42：サービスの独自指定

概念43："（怪我をすると）いっぱい病気するよ"（in-vivo概念）　→　廃止

概念44：介護関連の記録化

…………………………… 以上、７人目、G氏のデータから

概念45：妻とのやり残し将来願望

…………………………… 以上、８人目、H氏のデータから

概念46：自身も介護保険利用

…………………………… 以上、９人目、I氏のデータから

概念47：夫婦分担　→　概念46に統合

…………………………… 以上、10人目、J氏のデータから

概念48：他者評価への関心

…………………………… 以上、11人目、K氏のデータから

追加概念A：介護者スキルの蓄積

これはひとつの例ですので、生成した概念の数、調整数

と内容などは参考であって、これが基準ではありません。これまでに何度か繰り返して述べていることですが、具体例は参考にはなっても判断の基準にはなりません。判断の基準は第１部で説明した考え方に基づいて行ってください。

●2－14　おわりに

さて、分析例としてここまで説明してきたのは修正概念２をコアとする部分についてであり、この一覧からわかるように夫婦の関係性にかかわる部分の分析は取り上げていません。後者は分析の結果、最終的には概念35をコアとしてもう１つの大きなまとまりとなりました。そして、修正概念２（介護日課の構造化）と概念35（改めて夫婦であること）により、分析テーマ「高齢夫婦世帯の夫による妻の介護プロセス」に対して「妻の介護者になっていくプロセス」と結論づけられました。介護日課の構造化により日々の生活を安定させながらも、そのためのさまざまな行為を介して夫は要介護状態にある妻との夫婦の関係性を“意味更新”しているのであり、単に介護役割を担っているだけではなく、また、夫婦の関係がすでに固定されているのでもなく、不確実で予測困難な将来に向かって関係が新たに意味づけされていっていることが理解できました。

以上、M-GTAの考え方に基づいてをデータの分析の仕方について説明してきました。

文献

・コービン，ジュリエット，2003，「質的研究者・ナースとしての軌跡―ジュリエット・コービン博士インタビュー（前・後），聞き手・訳者，水野節夫」『Quality Nursing』9（9 & 10）: 63-74 & 85-96.

・Flick, Uwe, 1995, *Qualitative Forschung by Uwe Flick*, Hamburg : Rowohlt Taschenbuch Verlag GmbH.（＝2002，小田博志ほか訳『質的研究入門―＜人間の科学＞のための方法論』春秋社.）

・Denzin, Norman and Yvonna Lincoln eds., 2000, *Handbook of Qualitative Research*, second edition, Sage Publications, Inc.（＝2006a，平山満義監訳『質的研究ハンドブック1巻―質的研究のパラダイムと眺望』北大路書房.）

・Denzin, Norman and Yvonna Lincoln eds., 2000, *Handbook of Qualitative Research*, second edition, Sage Publications, Inc.（＝2006b，平山満義監訳『質的研究ハンドブック2巻―質的研究の設計と戦略』北大路書房.）

・Denzin, Norman and Yvonna Lincoln eds., 2000, *Handbook of Qualitative Research*, second edition, Sage Publications, Inc.（＝2006c，平山満義監訳『質的研究ハンドブック3巻―質的研究資料の収集と解釈』北大路書房.）

・Glaser, Barney 1978, *Theoretical Sensitivity : Advances in the Methodology of Grounded Theory*, Mill Valley : The Sociology Press.

・――――，1992, *Basics of Grounded Theory Analysis : Emergence vs. Forcing*. Mill Valley : The Sociology Press.

・Glaser, Barney and Anselm Strauss, 1965, *Awareness of Dying*. New York : Aldine Publishing Company,（＝1988，木下康仁訳『死のアウェアネス理論と看護―死の認識と終末期ケア』医学書院.）

・Glaser, Barney and Anselm Strauss, 1967, *The Discovery of Grounded Theory : Strategies for Qualitative Research*. New York : Aldine Publishing Company.（＝1996，後藤隆，大出春江，水野節夫訳『データ対話型理論の発見』新曜社.）

・木下康仁，1990，「Grounded Theoryの理解のために」『看護研究』23（3）: 2-19.

・――――，1999，『グラウンデッド・セオリー・アプローチ―質的実証研究の再生』弘文堂.

・———, 2003,『グラウンデッド・セオリー・アプローチの実践—質的研究への誘い』弘文堂.

・———, 2005a, 編著『分野別実践編グラウンデッド・セオリー・アプローチ』弘文堂.

・———, 2005b,「修正版グラウンデッド・セオリー・アプローチ（M-GTA）について聴く—聞き手, 萱間真美」『看護研究』38（5）：3-21.

・———, 2006,「グラウンデッド・セオリーと理論形成」『社会学評論』57（1）：58-73.

・Legewie, Heiner and Barbara Schervier-Legewie, 2004, "Research is Hard Work, It's Always a bit Suffering. Therefore on the Other Side it Should be Fun," Anselm Strauss in Conversation With Heiner Legewie and Barbara Schervier-Legewie", Forum Qualitative Sozialforschung/Forum : Qualitative Social Research [On-line Journal], 5（3）, Art. 22.

・Lincoln, Yvonna and Egon Guba, 2000, "Paradigmatic Controversies, Contradictions, and Emerging Confluences," Norman Denzin and Yvonna Lincoln eds., *Handbook of Qualitative Research*, second edition, Sage Publications, Inc. 1, 91-216.（＝2006, 池田寛訳「パラダイムに関する論争、矛盾、そして合流の徴候」平山満義監訳『質的研究ハンドブック1巻—質的研究のパラダイムと眺望』北大路書房, 145-166.）

・Merriam, Sharan, 1998, *Qualitative Research and Case Study Applications in Education*, John Wiley & Sons, Inc.（＝2004, 堀薫夫ほか訳『質的調査法入門—教育における調査法とケース・スタディ—』ミネルヴァ書房.）

・小倉啓子, 2002,「特別養護老人ホーム新入居者の生活適応の研究—「つながり」の形成プロセス」『老年社会科学』24（1）：61-69.

・———, 2005,「特別養護老人ホーム入居者のホーム生活に対する不安・不満の拡大化プロセス—"個人生活ルーチン"の混乱」『質的心理学研究』4：75-92.

・戈木グレイグヒル滋子, 2005,『質的研究方法ゼミナール—グラウンデッドセオリーアプローチを学ぶ』医学書院.

・佐川佳南枝, 2001,「分裂病患者の薬に対する主体性獲得に関する研究—グラウンデッド・セオリーを用いた分析」『作業療法』20：344-351.

・――――，2003，「分裂病患者の薬に対する主体性獲得に関する研究　第2報―グラウンデッド・セオリー・アプローチを用いて」『作業療法』22：69-78.

・桜井厚・小林多寿子，2005，編著『ライフストーリー・インタビュー　質的研究入門』せりか書房，29.

・Strauss, Anselm, 1978, *Negotiations*, San Francisco : Jossey-Bass Publishing Company.

・Strauss, Anselm, Juliet Corbin, Shizuko Fagerhaugh, Barney Glaser, David Maines, Barbara Suczek and Carolyn Wiener, 1984, *Chronic Illness and the Quality of Life*（second edition）, Saint Louis : The C. V. Mosby Company（＝1987，南裕子監訳『慢性疾患を生きる―ケアとクオリティ・ライフの接点』医学書院.）

・Strauss, Anselm, 1987, *Qualitative Analysis for Social Scientists*, Cambridge : Cambridge University Press.

・Strauss, Anselm and Juliet Corbin, 1990, *Basics of Qualitative Research : Grounded Theory Procedures and Techniques*, New York : Sage Publications（＝1999，南裕子監訳『質的研究の基礎―グラウンデッド・セオリーの技法と手順』医学書院.）

・Strauss, Anselm and Juliet Corbin, 1998, *Basics of Qualitative Research : Techniques and Procedures for Developing Grounded Theory*, Second edition. New York : SAGE Publications（＝2004，操華子，森岡崇訳『質的研究の基礎―グラウンデッド・セオリー開発の技法と手順，第2版』医学書院.）

［著者紹介］
木下　康仁（きのした やすひと）　https://yasuhito.site/
1953年　山梨県小菅村生まれ
1984年　カリフォルニア大学サンフランシスコ校、人間発達・エイジング研究科博士課程修了（Ph. D.）
現　在　聖路加国際大学看護学研究科特命教授、立教大学名誉教授
主　著　『定本 M-GTA：実践の理論化をめざす質的研究方法論』医学書院、2020
『シニア　学びの群像』弘文堂、2018
『ケアラー支援の実践モデル』（編著）ハーベスト社、2015
『グラウンデッド・セオリー論』弘文堂、2014
『文化と看護のアクションリサーチ』（訳）医学書院、2010
『老人の歴史』（訳）東洋書林、2009
『質的研究と記述の厚み』弘文堂、2009
『改革進むオーストラリアの高齢者ケア』東信堂、2007
『分野別実践編 グラウンデッド・セオリー・アプローチ』（編著）弘文堂、2005
『グラウンデッド・セオリー・アプローチの実践』弘文堂、2003
『「現場」のちから』（共著）誠信書房、2002
『臨床社会学の実践』（共著）有斐閣、2001
『グラウンデッド・セオリー・アプローチ』弘文堂、1999
『福祉社会事典』（共編）弘文堂、1999
『ケアと老いの祝福』勁草書房、1997
『老人ケアの人間学』医学書院、1993
『福祉社会スウェーデンと老人ケア』勁草書房、1992
『老人ケアの社会学』医学書院、1989
『死のアウェアネス理論と看護』（訳）医学書院、1988
『慢性疾患を生きる』（共訳）医学書院、1987

ライブ講義 M-GTA——実践的質的研究法　修正版グラウンデッド・セオリー・アプローチのすべて

2007（平成19）年4月15日　初版1刷発行
2023（令和5）年9月30日　同 13刷発行

著　者　木下　康仁
発行者　鯉渕　友南
発行所　株式会社 弘文堂　101-0062　東京都千代田区神田駿河台1の7
TEL 03(3294)4801　振替 00120-6-53909
https://www.koubundou.co.jp
装　丁　笠井亞子
印　刷　三美印刷
製　本　牧製本印刷

ISBN978-4-335-55110-9